糖尿病的非药物疗法

主　编　刁建华

副主编　王艳丽

编　委（以姓氏笔画排序）

　　　　刁建华　　王艳丽　　米桂平　　苏钦峰

　　　　张会娟　　陈荣月　　孟贺利　　徐岗村

上海浦江教育出版社

（原上海中医药大学出版社）

图书在版编目（CIP）数据

糖尿病的非药物疗法 / 刁建华主编 . —— 上海：上海中医药大学出版社，1997.11（2024.11 重印）

ISBN 978-7-81010-377-0

Ⅰ.糖 ... Ⅱ.刁 ... Ⅲ.糖尿病－疗法，非药物

Ⅳ.R587.105

中国版本图书馆 CIP 数据核字（2000）第 12820 号

责任编辑 姜水印　佟　金
封面设计 曾国铭

TANGNIAOBING DE FEIYAOWU LIAOFA
糖尿病的非药物疗法

上海浦江教育出版社出版发行

社址：上海市海港大道 1550 号　邮政编码：201306

电话：（021）38284910（12）（发行）　38284923（总编室）　38284910（传真）

E-mail：cbs@shmtu.edu.cn　URL：http：//www.pujiangpress.com

上海商务联西印刷有限公司印装

幅面尺寸：130 mm×184 mm　印张：8.25　字数：133.6 千字

1997 年 11 月第 1 版　2024 年 12 月第 5 次印刷

定价：49.00 元

序

　　作为一名在干细胞领域奋战五十余年的科研工作者，我目睹了这个新兴学科从初创阶段一路走来，成为现代医学里一束照亮未来的光。干细胞治疗，不仅是一次医学突破，更是一扇打开生物潜能的门，使我们看到了生命自愈的力量。近年来，干细胞在糖尿病治疗中的应用成为医学界炙手可热的话题，特别是在1型糖尿病的治疗方面，给我们带来了前所未有的希望。

　　糖尿病，特别是1型糖尿病，对无数家庭来说不仅是一场疾病，更是一场漫长的生活挑战。传统治疗手段主要依赖外源性胰岛素，但这只是暂时的缓解，患者依然要承受疾病带来的生活束缚和并发症威胁。能否从根本上修复或替代患者受损的胰岛 β 细胞，恢复胰岛素的自主调节？在过去，这种设想犹如奢望。然而，干细胞科学的进展让这一切逐步从实验室走向现实。干细胞治疗在糖尿病中的应用主要体现在多个领域：

其一，重建胰岛功能，让 β 细胞"复生"。利用干细胞可诱导生成胰岛 β 细胞，甚至生成完整的胰岛细胞群，以此为糖尿病患者构建新的"胰腺"。胚胎干细胞（ESCs）和诱导多能干细胞（iPSCs）在实验室中有着巨大的潜力，它们不但能分化为胰岛 β 细胞，还能分泌胰岛素。尽管临床上仍有诸多技术难关，但目前已看到这些细胞移植后能实现自我调节血糖的初步成效，这是以往难以想象的突破。

其二，免疫调节，为 1 型糖尿病患者提供"保护伞"。1 型糖尿病是由于自身免疫系统误判，使得免疫细胞将患者的 β 细胞当作"敌人"进行加以攻击而导致的结果。干细胞，尤其是间充质干细胞（MSCs），具有调控免疫反应的能力，它们可以为患者提供一种新的免疫平衡，使移植的胰岛细胞能够存活和正常工作。干细胞的免疫调节能力，使其并非局限于"细胞替代"，而是成为一种能让身体重新接纳自身细胞的"调和者"。

其三，全面修复与并发症管理。长期患糖尿病往往会引发多种器官并发症，例如视网膜病变、神经病变和肾功能衰退等。干细胞疗法不仅致力于胰岛细胞的恢复，还能够修复其他受损的组织，为患者带来更全面的健康改善效果。从这个层面来说，干细胞不只是针对糖尿病的"对症治疗"手段，更是对全身的"多器官护卫"。

干细胞疗法具有革命性意义，但也面临诸多挑战。细胞的生存率、功能维持、长期疗效等问题尚待深入研究，伦理和安全问题也在考验着每一位科学家的责任心。然而，正是凭借这种不断前行的探索精神，让我们始终相信，干细胞或许是糖尿病治疗迈向未来的希望之光。

正因如此，我对朋友即将出版的这本书满怀欣喜。他深入探讨了糖尿病的非药物疗法，帮助读者了解这些疗法如何通过生活干预、饮食管理、心理调整等途径，有效改善糖尿病患者的生活质量。这些方法与干细胞治疗相辅相成，共同为糖尿病患者带来科学的关怀和健康的启迪。

愿这本书能为每一位糖尿病患者及家属点燃更多希望，也能鼓舞更多医学界的同行，在糖尿病治疗的道路上，坚守科学与人道的信念，探寻生命的无尽潜能。

林高坤

20 世纪 50 年代初入选美国天才少年儿童项目

美国 UCLA 医学系博士

美国 UCLA 公共卫生（医院管理）硕士

美国 UCLA 企业管理硕士

美国尔湾医院管理师

美国尔湾医院集团行政副院长

十年万科骨科专科医生

曾担任台湾 8 家公、私立医院规划管理顾问

参与国内 10 家公、民营医院规划管理

自有 14 年细胞研究实验室

前言

　　我国非药物疗法优势突出，历史悠久，已有两千多年的历史。《黄帝内经素问》详述了攻达（针灸）、角（拔罐）、药熨（温热）、导引（呼吸体操）、按蹻（按摩），浸渍发汗（水疗）等物理方法，是我国文字记载最早的非药物疗法。现代非药物疗法包括饮食疗法、运动疗法、心理疗法、音乐疗法、芳香疗法、负离子疗法、中医按摩疗法等自然疗法。

　　非药物疗法越来越受到人们的关注和重视。在全球范围内，非药物疗法被广泛采用，并逐渐成为健康领域的一个重要发展方向。"非药物疗法"从字面上理解，指的是不依赖药物治疗的方法，也就是说，在治疗疾病和维护健康的过程中不使用药物。

在 2018 年全国两会期间，国家中医药管理局局长提道，只要对人类健康有利的事情，我们都会努力。运用非药物疗法治病，一方面可以减少对身体的损伤，另一方面也能节省费用。《中华人民共和国基本医疗卫生与健康促进法》是我国第一部健康法，于 2020 年 6 月 1 日正式实施，鼓励采用非药物疗法来治病。首先，我国的非药物疗法优势突出，有着长达两千年的悠久历史。我国医学伴随前人不懈的努力，形成了以经络运行学说和应用实践为基础的完整治疗体系，非药物疗法是其中不可分割的部分，也可以与药物疗法配合使用。其次，非药物疗法的优势在于：一方面，能避免因使用药物（特别是长期或不当使用药物）可能带来的毒副作用，更可避免或减少产生药源性疾病的可能性；另一方面，由于非药物方法调动了人体自身的免疫能力，当再次面对同类病原体时，免疫力能够大大提高，从而可以达到长期预防的效果。最后，《黄帝内经》讲"上医治未病"，所谓上医就是能够防止人们得病的医者，中医文化与养生方法都遵循"未病先防"这一理念。

近年来，非药物疗法在国外，特别是欧美发达国家，得到了越来越普遍的使用，受到政府和民众的广泛欢迎。在医疗体系高度发达的北欧，科学家们更推崇通过非药物治疗及健康的生活、饮食习惯来降低疾病的发生率。

虽然传统的降糖药物和胰岛素在控制2型糖尿病方面有较明确的疗效，然而终身接受药物治疗对患者的身心健康危害极大。由此，非药物疗法引起了现代医学的反思，人类亦逐步回归非药物疗法的自然疗法，向自然寻找健康。非药物疗法医学开始崭露头角。这一疗法是以不打针、不吃药、不开刀的方式治疗人体疾病，是用食疗、运动、音乐、水疗、休息、睡眠、按摩、空气、阳光、芳香、环境负氧离子、情绪平衡等方法，使患者减少对药物的依赖、恢复健康的一种科学手段。

主编　刁建华

2024.10.29 于苏州

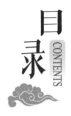

目录 CONTENTS

第一章　糖尿病学基础与临床

第二章　糖尿病的饮食治疗

第三章 糖尿病的运动疗法

第四章 糖尿病的针灸疗法

第五章　糖尿病的中医推拿

第六章　糖尿病的气功疗法

第七章　糖尿病的护理

第八章　国内外非药物疗法研究进展

糖尿病学基础与临床

第一章

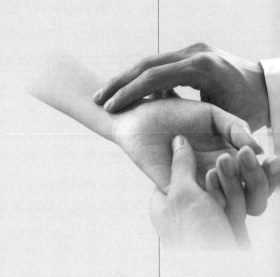

一 糖尿病的历史

古代有关糖尿病的记载，最早见于希腊、埃及、罗马和印度等国，我国从《黄帝内经》开始就有记载。《素问·奇病论》说："此人必数食甘美而肥也，肥者令人内热，甘者令人中满，故其气上溢，转为消渴。"

三千多年以前，古埃及人就对糖尿病进行过描述。公元400年，印度的两位治糖尿病的医生不仅发现糖尿病患者的尿中有甜味，还注意到肥胖与糖尿病的关系，指出糖尿病可以世代相传。他们发现本病包括两个类型：一种以消瘦、脱水、多尿和疲惫为特征；另一种以身材粗壮、贪食、肥胖为特征。公元元年，罗马的两位医生对本病进行了描述，并命名为Diabetes Mellitus，即糖尿病，Diabetes的含义为"外流""消耗"，Mellitus意为"蜜样的"或"糖样的"。1889年，学者Minkowski和Von Mering以切除猪胰腺的方法造成实验性糖尿病。1921年，Banting和Best首先阐明了在胰岛素提取物中存在使糖尿病患者的高血糖明显降低的物质，胰岛素很快就开始用于临床，并明显延长了糖尿病患者的寿命，这在糖尿病研究史上是一个划时代的里程碑。为了纪念胰岛素的发明人、诺贝尔奖获得者Banting的生日，世界卫生组织和国际糖尿病联合会确立每年的11月14日为"世界糖尿病日"。1936年，长效胰岛素问世。20世纪60年代，人工合成胰岛素取得成功。第二次世界大战期间，一位德国科学家发现磺脲类药物具有降糖作用，1955年该药开始用于临床；1957年发现了苯乙双胍（商品名降糖灵），此药在用于临床后，因其副作用较明显，因此被限制应用和发展。苯乙双胍在欧美国家已被淘汰，英国仅保留了另一种双胍类药物——二甲双胍。我国对双胍类药物一直主张采用小剂量口服法，即苯乙双胍每日不超过75 mg，同时严格掌握适应证，故较少发生乳酸性酸中毒。对于肥胖型糖尿病患者，服用该药不像磺脲类药物那样有引起体重增加的可能，因此，我国临床一直保留使用双胍类药物。1972年，第二代磺脲类药物问世，常用药有格列本脲（商品名优降糖）、格列吡嗪（商品名美吡达）、格列齐特（商品名达美康）、格列波脲（商品名克糖利）和格列喹酮（商品名糖适平），其中以格列本脲应用较为广泛。近年来，国内外都在开发和研制治疗糖尿病的新药，如抑制餐后血糖水平升高的新药——α-葡萄糖苷酶抑制剂阿卡波糖（acarbose）；胰岛素增敏剂——噻唑烷二酮类；胰岛素拮抗激素释放抑制剂；糖原异生抑制剂；葡萄糖耐量因子（GIF）制剂和口服胰岛素都在加紧研制中。

二　糖尿病的病因及发病机理

（一）糖尿病的病因

糖尿病的病因众说纷纭，目前尚无定论。就1型和2型糖尿病而言，二者病因亦大不相同，现分述如下。

1. 1型糖尿病

（1）遗传易感性。据调查，1型糖尿病（IDDM）患者的父母患病率为11%，三代直系亲属中患病率为6%，主要系基因变异所致。人类白细胞组织相容抗原（HLA）研究，揭示了HLA中的一些抗原（如HLA·B_8，HLA·B_{15}以及DW_3、DW_4等）与IDDM关系密切。经研究证明，这些HLA基因不是致病的因子，而是糖尿病基因与这些基因呈现不平衡连锁所致。

（2）自身免疫性。临床观察发现，糖尿病患者常伴有自身免疫病，如阿狄森病、恶性贫血、桥本病等。目前的依据为：①在病理组织学观察到淋巴细胞浸润的胰岛炎。②用荧光法在血液中检测到胰岛细胞抗体（ICA），该抗体属于 IgG，能与一定的补体结合而固定。

（3）病毒感染。病毒感染是 IDDM 最有可能的促发因素。患腮腺炎后，个体易发生 IDDM。妊娠期患风疹的母亲，其婴儿也易罹患此病。1979 年曾有报道，在患 IDDM 不久后即死亡的儿童案例中，发现胰岛被白细胞及浆细胞浸润，并且从中分离出了柯萨奇 B_4 病毒，甚至有研究显示，该病毒引发了糖尿病。

2.2 型糖尿病

2 型糖尿病（NIDDM）的遗传方式与 1 型糖尿病不同，不存在特殊的 HLA 单型的优势，但有明显的家族遗传史。如果父母患糖尿病，那么子代的患病率达 85%，一般认为是多基因隐性遗传（涉及染色体相关基因）。偶尔 2 型糖尿病会发生于儿童或青壮年，这类家族的糖尿病遗传基因可能是显性的。对于同卵双生子而言，其发病具有一致性，这提示 NIDDM 具有强烈的基因遗传倾向。

目前有下列学说，认为此病属遗传缺陷。

（1）胰岛素受体学说。受体的数目及其与胰岛素的亲和力，同胰岛素本身的结合力大小和生物效应有直接关系。肥胖人胰岛素受体数目少，影响胰岛素充分发挥效应而增大胰岛负担，产生糖尿病。

（2）葡萄糖受体学说。该学说认为，胰岛 β 细胞对葡萄糖反应失常，缺乏对葡萄糖的应激反应。

（3）Pyke 学说。该学说认为，机体对内源性神经多肽过度敏感，进而引起交感神经兴奋以及肾上腺素分泌亢进，最终致使肝糖原输出增多，胰岛素释放受到抑制。

（4）双激素学说。该学说认为，NIDDM 是由于胰岛素缺乏与胰高糖素相对增加共同作用所致。

3.其他类型

糖尿病可继发于下列因素：急、慢性胰腺炎，胰腺癌，胰腺切除术，急、慢性肝炎；噻嗪类利尿剂；激素失调，如胰岛素拮抗激素（皮质激素、生长激素、肾上腺素、胰高血糖素、甲状腺素等），以及雌激素、催乳素的增加。

（二）糖尿病的发病机理

据 1981 年 Cahill 及 McDeritt 的总结，1 型糖尿病发病机理见图 1-1。

始动因素（病毒感染等）

↓

抗原扰乱

↓

作用于有遗传倾向的 B 淋巴细胞

↓

自身免疫反应调控失常（HLA，DW_3-DR_3，DW_4-DR_4……）

↓

T 淋巴细胞亚群失衡：
抑制性 T 淋巴细胞下降（Ts↓）
辅助性 T 淋巴细胞增多？（Th↑？）

↓

淋巴细胞细胞毒效应增强
B 淋巴细胞抗体产生（ICA，ICSA，CF-ICA 等）
K 细胞活性增强

↓

胰岛 β 细胞受抑制或被破坏，胰岛素分泌减少

↓

1 型糖尿病发生

图 1-1　1 型糖尿病发病机理

　　总结上述病因中的多种因素，不论是 1 型糖尿病还是 2 型糖尿病，均存在遗传因素，但遗传只是糖尿病的易感性因素，并非糖尿病本身。除遗传因素外，还必须有环境因素相互作用才会发病。

　　由此说明，1 型糖尿病可因胰岛 β 细胞受到病毒（或化学物等）破坏，在遗传倾向的基础上引发自身免疫反应而发病。早期出现胰岛炎，属于感染或中毒反应，后期则继之以免疫反应。但在人类 1 型糖尿病病例中，这组病因的证据不多，仅能解释临床上少数病例的 1 型糖尿病病情，故确切病因尚待深入研究。

至于1型糖尿病的发病机理，据1983年Fronzo等总结近代认识，可得图1-2的设想。

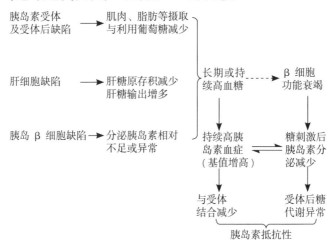

图1-2 1型糖尿病中胰岛素抵抗的发病机理

引起2型糖尿病高血糖的因素有3点。长期或持续的高血糖刺激β细胞分泌增多，但由于受体或受体后异常而呈胰岛素抵抗性，最终导致β细胞功能衰竭。

总之，2型糖尿病中的高血糖是多种因素的综合性后果，其中以胰岛素受体或受体后缺陷与胰岛素抵抗为主要环节，内分泌对肝糖原的调节失常与β细胞本身的缺陷为基础，在某些遗传倾向性的条件下发病。故不论1型糖尿病或2型糖尿病，皆属多因性的症群，并非仅仅是一个病而已。

三　糖尿病的分型、诊断及鉴别诊断

（一）糖尿病的诊断

依据静脉血浆葡萄糖而不是毛细血管血糖测定结果诊断糖尿病，若无特殊提示，本章提到的血糖均为静脉血浆葡萄糖值糖代谢状态分类标准和糖尿病诊断标准。正常人空腹血糖 < 6.1 mmol/L，并且糖负荷后 2 小时血糖 < 7.8 mmol/L。空腹血糖受损：6.1 mmol/L ≤空腹血糖 < 7.0 mmol/L，并且糖负荷后 2 小时血糖 < 7.8 mmol/L。糖耐量受损：空腹血糖 < 7.0 mmol/L，并且糖负荷后 2 小时血糖 ≥ 7.8 mmol/L 但 < 11.1 mmol/L。糖尿病：空腹血糖 ≥ 7.0 mmol/L，或糖负荷后 2 小时血糖 ≥ 11.1 mmol/L。

空腹血糖受损和糖耐量受损统称为糖调节受损，也称糖尿病前期，空腹血糖正常参考范围下限通常为 3.9 mmol/L。糖尿病前期是糖尿病发病前的过渡阶段，包括空腹血糖受损（IFG）、糖耐量受损（IGT），以及两者的混合状态（IFG + IGT），IFG + IGT 是在正常血糖与糖尿病之间的中间高血糖状态。

我国糖尿病前期患病率为 15.5%，预估有 1.48 亿人，较糖尿病患者数量更为庞大。及时发现这一庞大人群并进行有效管理，是预防糖尿病的关键。

糖尿病前期标志着发生糖尿病的风险增加，高血糖的损害在糖尿病诊断之前就可以发生，糖尿病前期与心血管疾病、微血管病变、肿瘤、痴呆、抑郁等疾病的风险增加相关。1 型糖尿病和 2 型糖尿病的鉴别要点见表 1-1。

表 1-1　1 型糖尿病和 2 型糖尿病的鉴别要点

项目	1 型糖尿病	2 型糖尿病
年龄	30 岁以下多见	40 岁以上多见
体型	多消瘦	多肥胖
病程	短	长
家族史	多无关	多有关
发生率	约 10%	约 90%
β 细胞数	减少	正常或偏高
感染与免疫	有关	无关
胰岛素水平	减少或不能测出	正常或偏高但高峰延迟
C 肽水平	减少或不能测出	正常或偏高但高峰延迟
HLA 系统	相关	无关

表1-1　（续表）

项目	1型糖尿病	2型糖尿病
ICA	较重	较轻
酮症	易发生	少发生
胰岛素抗体	多阳性	多阴性
血糖幅度	大	小
胰岛素拮抗	阳性	阴性
治疗	需用胰岛素	饮食加药物

（二）糖尿病的鉴别诊断

1.空腹血糖值高者即可确诊为糖尿病

此种情况下，应除外能引起葡萄糖耐量减低或空腹高血糖的各种非糖尿病因素。

（1）肝脏疾病。肝病患者糖代谢多为异常。空腹血糖一般正常或减少，但糖耐量常常减低，主要因肝脏对葡萄糖利用能力减弱、肝细胞对葡萄糖的摄取及肝糖原的生成减少所引起，其葡萄糖耐量曲线的特点是：①服糖后血糖明显升高。②服糖后45~90分钟（多在60分钟内）血糖达高峰。③随后血糖迅速下降，在2~3小时恢复空腹水平。肝脏损害很严重的患者，高血糖持续时间较长。④有些患者在3~5小时可有反应性低血糖。

（2）肾脏疾病。肾病晚期与一般消耗性疾病情况类似，会出现轻度葡萄糖耐量减低。这主要是由于胰岛素在肾脏中的灭能作用减弱，并且在尿毒症阶段，胰岛素受体较不敏感，这些因素共同影响了糖代谢。

（3）应激状态。急性感染、中毒、创伤、脑血管意外、大手术、缺氧等应激情况下，身体通过大脑—垂体—肾上腺系统，促使肾上腺皮质激素大量分泌及肾上腺髓质激素增加，拮抗胰岛素使血糖上升，可表现为葡萄糖耐量减低或空腹高血糖，但两者一般在7~10天均可恢复正常。如高血糖持续较久，可考虑糖尿病。

（4）内分泌疾病。诊断糖尿病（原发性）时，应除外下列内分泌疾病：肢端肥大症，库欣综合征，嗜铬细胞瘤，甲状腺功能亢进，胰岛 α 细胞瘤。这些内分泌疾病引起的继发性糖尿病诊断标准与原发性糖尿病相同。

（5）肥胖症。部分患者可伴糖耐量异常，此种异常有人认为与肥胖本身所致胰岛素受体数相对减少有关，亦有人认为是糖尿病遗传基因的存在诱发了化学性糖尿病。

（6）慢性疾病。长期体力活动减少或卧床休息会使糖耐量减低，但空腹血糖一般正常。

（7）低血锌和药物因素。缺锌使胰岛素分泌减少，末梢组织对葡萄糖的利用能力减弱，因而糖耐量减低。烟酸和口服避孕药可引起糖耐量减低，前者是因肝细胞损害所致，后者是因末梢组织对葡萄糖利用能力减低所致。

（8）其他因素。营养不良、痛风、急性应激等均可导致血糖增高，糖耐量减低。

2.尿糖定性试验是诊断糖尿病最简单有效的方法

尿糖和血糖的关系与肾脏排糖阈值有关。肾糖阈值虽有个体差异，但一般血糖为8.8 mmol/L。当超过这个限度时，尿中即含有糖。病程较久的老年糖尿病患者由于动脉硬化及糖尿病肾病，肾排糖阈值可有不同程度提高。在分析尿糖结果时，除糖尿病尿糖试验出现阳性外，应注意下列情况：

（1）妊娠糖尿病。15%~25%的正常妊娠妇女会出现糖尿病，在妊娠后期这种情况更为常见，初产妇中更容易出现。这是由于肾脏的肾糖阈值降低，从而出现了生理性的葡萄糖耐量减低及乳糖尿。

（2）滋养性糖尿病。正常人在大量进食碳水化合物后，由于吸收快或负荷过重，可能出现暂时性糖尿，应与肾性糖尿病相区别。

（3）果糖尿及半乳糖尿（原发性果糖尿例外）。人们由于进食大量的果糖或半乳糖而引起果糖或半乳糖尿，尿糖呈阳性反应，但用葡萄糖氧化酶法则为阴性。

（4）尿糖假阳性反应。假阳性反应可能由于尿中含有大量结合的葡糖醛酸盐，或因使用水合氯醛、吗啡和氨基比林等所致。

四　糖尿病的常用口服药物及其应用

糖尿病的常用口服药物有磺酰脲类促泌剂、二甲双胍类、α-葡萄糖苷酶抑制剂、噻唑烷二酮类、DPP-4抑制剂、格列奈类药物、胰岛素增敏剂、SGLT-2抑制剂，以及中成药。

（一）磺酰脲类促泌剂

1.格列吡嗪

格列吡嗪（商品名美吡达、瑞易宁、迪沙、依吡达、优哒灵）为第二代磺酰脲类口服降糖药，起效快，药效在人体内可持续6~8小时，对降低餐后高血糖特别有效。由于其代谢产物无活性，且排泄较快，因此较格列本脲较少引起低血糖反应，适合老年患者使用。

2.格列齐特

格列齐特（商品名达美康）为第二代磺酰脲类药，其药效比第一代甲苯磺丁脲强10倍以上；此外，它还有抑制血小板黏附、聚集作用，可有效防止微血栓形成，从而预防2型糖尿病的微血管病变。适用于成年型2型糖尿病、2型糖尿病伴肥胖症或伴血管病变者。老年人及肾功能减退者慎用。

（二）二甲双胍类

盐酸二甲双胍是首选一线降糖药，本类药物不刺激胰岛β细胞，对正常人几乎无作用，而对2型糖尿病患者的降血糖作用明显。它不影响胰岛素分泌，主要通过促进外周组织摄取葡萄糖、抑制葡萄糖异生、降低肝糖原输出、延迟葡萄糖在肠道吸收，由此达到降低血糖的作用。常用药物有二甲双胍（商品名格华止），它的降糖作用较苯乙双胍弱，但毒性较小，对正常人无降糖作用；与磺酰脲类药比较，本品不刺激胰岛素分泌，因而很少引起低血糖；此外，本品具有增加胰岛素受体、降低胰岛素抵抗的作用，还有改善脂肪代谢及纤维蛋白溶解、减轻血小板聚集作用，有利于缓解心血管并发症的发生与发展，是儿童、超重或肥胖型 2 型糖尿病的首选药物，也可用于 1 型糖尿病患者。二甲双胍类药物可减少胰岛素用量，也可用于对胰岛素抵抗综合征的治疗，由于它对胃肠道的反应大，应于进餐中或餐后服用。肾功能损害患者禁用。

（三）α-葡萄糖苷酶抑制剂

α-葡萄糖苷酶抑制剂是备用一线降糖药。

（1）阿卡波糖（商品名拜糖平）。单独使用阿卡波糖不会引起低血糖，也不影响体重，可与其他口服降糖药及胰岛素合用。可用于各型糖尿病，以改善 2 型糖尿病患者的餐后血糖，亦可用于对其他口服降糖药药效不明显的患者。

（2）伏格列波糖（商品名倍欣）。伏格列波糖为新一代 α-葡萄糖苷酶抑制剂。该药对小肠黏膜的 α-葡萄糖苷酶（麦芽糖酶、异麦芽糖酶、苷糖酶）的抑制作用比阿卡波糖强，对来源于胰腺的 α-淀粉酶的抑制作用弱，可作为 2 型糖尿病的首选药，也可与其他口服降糖药及胰岛素合用。

（四）DPP-4 抑制剂

二肽基肽酶 -4（DPP-4）抑制剂是一类治疗 2

型糖尿病的药物，该类药物能够抑制胰高血糖素样肽-1（GLP-1）和葡萄糖依赖性促胰岛素分泌多肽（GIP）的灭活，提高内源性 GLP-1 和 GIP 的水平，促进胰岛 β 细胞释放胰岛素，同时抑制胰岛 α 细胞分泌胰高血糖素，从而提高胰岛素水平，降低血糖，且不易诱发低血糖和增加体重。DPP-4 抑制剂有沙格列汀（saxagliptin）、西格列汀（sitagliptin）、维格列汀（vildagliptin）、阿格列汀（alogliptin）、利格列汀（linagliptin）、吉格列汀（gemigliptin）和替格列汀（teneligliptin）等。

（五）格列奈类药物

格列奈类药物也属于胰岛素促泌剂，但与胰岛素 β 细胞的结合位点与磺酰脲类不同，主要通过刺激早时相胰岛素分泌来降低餐后血糖，可使糖化血红蛋白（HbA1c）降低 0.5%~1.5%，降糖效果比磺酰脲类稍弱。此类药物具有快开快闭、按需促泌的特点，首先是起效快（服药后半小时起效），服药后可立即进餐，当餐后 1 小时血糖高峰出现时，它所刺激的胰岛素分泌也同步达到高峰，故能有效地控制餐后高血糖；同时，它的作用维持时间比较短（2~4 小时），当餐后 2 小时血糖明显回落之后，其药效也基本消失，避免了下一次餐前低血糖的发生，格列奈类药物主要有瑞格列奈和那格列奈两种。

（六）胰岛素增敏剂

本类药物通过提高靶组织对胰岛素的敏感性，提高利用胰岛素的能力，改善糖代谢及脂质代谢，能有效降低空腹及餐后血糖。单独使用不引起低血糖，常与其他类口服降糖药合用，能产生明显的协同作用。其常用药物有罗格列酮、吡格列酮。罗格列酮由于存在引发心血管疾病的风险，已停止了该药在国内的推广，专家建议酌情慎用。

（七）SGLT-2 抑制剂

钠 - 葡萄糖协同转运蛋白 2（sodium-dependent glucose transporters 2，SGLT-2）抑制剂，可以抑制肾脏对葡萄糖的重吸收，使过量的葡萄糖从尿液中排出，降低血糖。这是一类新型抗糖尿病药物，常用的有达格列净（dapagliflozin）、恩格列净（empagliflozin）、卡格列净（canagliflozin）等。SGLT-2 选择性抑制剂作为降糖药新靶点，由于其特异性分布在肾脏，对其他组织、器官无显著影响，胰岛素抵抗的糖尿病患者仍可受益，且具有不易发生低血糖风险、不增加糖尿病患者体重、心血管获益，对于轻、中度肾功能不全患者还有潜在的肾脏功能保护作用等优势。SGLT-2抑制剂已成为国内外新的研究热点。

（八）二甲双胍为基础的固定复方制剂

2型糖尿病是一种多因素相关的进展性疾病，单药治疗经常难以有效满足临床需求。

以二甲双胍为基础的固定复方制剂（FDC），包括二肽基肽酶Ⅳ抑制剂（DPP-4i）/二甲双胍FDC、钠-葡萄糖共转运蛋白2抑制剂（SGLT-2i）/二甲双胍FDC、噻唑烷二酮类/二甲双胍FDC、格列奈类/二甲双胍FDC、磺酰脲类/二甲双胍FDC，被证明能够有效控制血糖，提高用药安全性和患者依从性，降低医疗花费。

常用药物二甲双胍达格列净、二甲双胍恩格列净。《中国2型糖尿病防治指南（2020年版）》合并ASCVD或心血管风险高危的T2DM患者，只要没有禁忌证都应在二甲双胍的基础上加用GLP-1RA或SGLT-2i。合并CKD或心力衰竭的T2DM患者，只要没有禁忌证都应在二甲双胍的基础上加用SGLT-2i；合并CKD的T2DM患者，如不能使用SGLT-2i，可考虑选用 GLP-1RA。

沙格列汀二甲双胍缓释片，沙格列汀属于二肽基肽酶-4（DPP-4）抑制剂，可以降低肠促胰岛激素的失活速率，使肠促胰岛激素在血液中的浓度增高；二甲双胍可抑制肝糖原的异生，减少小肠吸收葡萄糖，改善外周组织对胰岛素的敏感性。

（九）中成药

（1）消渴丸，含格列本脲。可滋肾养阴、益气生津，用于气阴两虚证，症见多饮、多食、多尿、体倦乏力、消瘦、睡眠差、腰痛。注意低血糖风险。

（2）津力达颗粒。可益气养阴、健脾运津，用于气阴两虚证，症见口渴多饮、尿多、消谷易饥、倦怠乏力、形体渐瘦、五心烦热、自汗盗汗、便秘等。

（3）糖脉康颗粒（片）。可养阴清热、活血化瘀、益气固肾，用于阴虚燥热夹瘀证，症见倦怠乏力、自汗盗汗、气短懒言、五心烦热、胸中闷痛、口渴喜饮、肢体麻木或刺痛、便秘等。

（4）天芪降糖胶囊。可益气养阴、清热生津，用于气阴两虚证，症见倦怠乏力、五心烦热、口渴喜饮、自汗盗汗、心悸失眠、气短懒言。

（5）金芪降糖片。可清热益气，用于阴（气）虚燥热证，症见口渴喜饮、气短乏力、易饥多食。

（6）天麦消渴片。可滋阴、清热、生津，用于气阴两虚证，症见口渴多饮、形体消瘦、消谷善饥、气短乏力、自汗盗汗、五心烦热。

（7）参芪降糖颗粒。可益气养阴、滋脾补肾，用于气阴两虚证，症见多饮、多食、多尿、乏力气短、消瘦、腰痛。

（8）杞黄降糖胶囊。可益气养阴、生津清热，用于气阴两虚兼热证，症见倦怠乏力、易饥多食、口渴喜饮、尿多。

（9）木丹颗粒。益气活血，通络止痛。用于治疗糖尿病性周围神经病变属气虚络阻证，临床表现为四肢末梢及躯干部麻木、疼痛和感觉异常；或见肌肤甲错、面色晦暗、倦怠乏力、神疲懒言、自汗等。

五　胰岛素的临床应用及注意事项

自从 1921 年 Banting 和 Best 发现胰岛素以来，在漫长的时期中，胰岛素治疗糖尿病不断取得进展。胰岛素从被发现并应用于临床至今已有 103 年历史。在降低病死率、减少糖尿病并发症等方面，胰岛素疗法已被公认是治疗糖尿病的核心疗法。国外曾对1 400名1型糖尿病患者进行10年随访调查，通过胰岛素正规治疗，尿微量白蛋白减少39%，糖尿病肾病减少69%，视网膜病变减少76%。近年来，高纯度胰岛素制品的生产，人胰岛素的合成，采用遗传工程生物合成胰岛素等，为我们提供了大量的、更佳的剂型。

胰岛素是一种生物化学制品，是从动物的胰腺经过处理后提取出来的。根据起效时间和有效作用时间不同，可分为三类，见表1-2。

表1-2 胰岛素的种类及作用特点

分类		胰岛素制剂	开始作用时间	作用高峰时间	持续时间	出产公司
短效	常规	regular（正规）	15~30 min	1~3 h	5~7 h	有国产
		semilente（半慢）	30~60 min	4~6 h	12~16 h	（Novo）
	单组分	regular iletin I 中性（Actrapid）	15~30 min	4~6 h	12~16 h	（Novo） （Nordisk）
		Velosulin Semitard	30~60 min	4~6 h	12~16 h	（Novo）

表 1-2 （续表）

分类		胰岛素制剂	开始作用时间	作用高峰时间	持续时间	出产公司
中效	常规	NPH iletin I Lente iletin I Isophane NPH Lente（慢）	2~4 h	8~10 h	18~24 h	（Liuy） （Liuy） （Novo）
	单组分	NPH iletin Ⅱ Lente iletin Ⅱ Protaphane NPH Lentard Monotard	2~4 h	8~10 h	18~24 h	（Liuy） （Novo）
长效	常规	PZI PZI iletin I Ultralente（极慢）Ultralente iletin Ⅰ	4~5 h	8~14 h	25~36 h	有国产 （Liuy） （Novo） （Liuy）
	单组分	PZI iletin Ⅱ Ultratard	4~5 h	8~14 h	25~36 h	（Liuy） （Novo）

近年来研究的单组分胰岛素（纯度为 99% 以上），已有短、中、长效三种类型，主要优点为用量小、过敏反应少、不引起皮下脂肪萎缩。另外，DNA 重组技术合成人胰岛素原已在临床试用。

胰岛素的作用时间与皮下注射的剂量亦有关系，见表1-3。但应注意，这是一般的规律，事实上，作用时间长短因人而异，如注射后肢体进行活动，血流加快，吸收也快，起效和作用高峰时间也早。因此，需要在使用中不断摸索找出各自的规律。

表1-3　各种胰岛素皮下注射后的作用时间

胰岛素种类	剂量/单位	注射后有效时间/h	注射后作用最强时间/h
普通胰岛素	10	5~6	2~4
	20	6~8	3~6
	40	10~12	6~8
中效胰岛素（低精蛋白锌胰岛素）	20	6~8	5~6
	40	18~20	8~12
长效胰岛素（鱼精蛋白锌胰岛素）	20	12~18	8~12
	30	18~24	8~20
	40	> 24	16~24

（一）胰岛素治疗的适应证

根据半个世纪以来的临床实践经验，归纳适应证如下：

（1）胰岛素依赖型糖尿病（1型糖尿病）。

（2）非胰岛素依赖型患者如经严格饮食控制、适当运动及多种口服降血糖药治疗失效，血糖明显升高者。

（3）妊娠期、分娩期和准备妊娠的糖尿病妇女。

（4）各种糖尿病急性并发症。

（5）非胰岛素依赖型糖尿病明显消瘦者。

（6）非胰岛素依赖型糖尿病合并严重感染，大手术期间。

（7）有较严重的慢性并发症，如下肢坏疽、糖尿病肾病、视网膜病变或神经病变等。

（8）继发性糖尿病，尤其是垂体性和胰源性糖尿病。

（9）糖尿病伴高渗昏迷或乳酸酸中毒的患者。

（二）胰岛素制剂选择及使用原则

选择合适的胰岛素制剂时必须密切结合病情需要，迅速、稳当而持久地摆脱血糖过高甚至兼有的酮症等病情，促使机体利用糖类，保证营养与正常代谢。一般原则如下：

（1）急需用胰岛素治疗者用短效类，如糖尿病酮症酸中毒（不论有无昏迷）、高渗（非酮症性）昏迷伴酸中毒、乳酸性酸中毒、急性感染、急性心肌梗死、大手术前后。1型糖尿病及2型糖尿病中重型者初治阶段（剂量未明时）。于餐前半小时皮下注射，每日3~4次，剂量视病情轻重及临床上疗效的情况而定。有严重酮症酸中毒昏迷或神志模糊，伴循环衰竭、严重失水、血压下降、皮下吸收不良者或有抗药性者需加大剂量时，使用常规胰岛素静脉滴注。

（2）2型患者当口服药物及饮食治疗失效时需用胰岛素，可用短效胰岛素试明剂量后改用长效类，如每日剂量在30单位以下者可给PZI 1次，如超过此数可用短效加长效混合剂或于早餐及午餐前加短效制剂，有时可用口服降血糖药联合治疗。

（3）重型糖尿病2型及1型患者，一般选用中效混合剂。

（4）1型糖尿病患者中，波动较大不易控制的病例（一般属幼年型），除用中效胰岛素每日注射2次外，可酌情加口服双胍类（小量），如波动较大不易控制者，可用短效类，每日注射4次。

（三）配制混合胰岛素的方法

普通胰岛素和长效胰岛素混合起来使用叫混合胰

岛素。常用混合胰岛素的比例为（普通胰岛素：长效胰岛素）2：1，3：1和4：1。

配制混合胰岛素的程序如下（每次注射前配制）。

（1）将普通胰岛素瓶倒置，注入需要量的空气，随后抽出需要量的胰岛素。

（2）将已吸有普通胰岛素的注射器吸取适量空气。

（3）将长效胰岛素瓶摇匀后倒置，插入已抽好普通胰岛素的针头，将注射器空气注入瓶内，借助注入瓶内空气的压力，使长效胰岛素自动流入注射器内，至适量时拔出针头。

（4）针头向上，吸入一个小空气泡，然后将注射器来回倒置数次，使两者充分混合后方可注射。

普通胰岛素与长效胰岛素混合以后，在混合液中普通胰岛素的含量减少，而长效胰岛素的含量增加，这是因为长效胰岛素里面所含的鱼精蛋白锌只有一部分和胰岛素结合，部分没有结合，当普通胰岛素与其混合后，没有结合的一部分能和加入的普通胰岛素结合，使其形成鱼精蛋白锌胰岛素，大约1个单位可结合0.5个单位。也有人认为可结合1个单位。表1-4为普通胰岛素和长效胰岛素混合后活力转化的百分比。

表1-4　普通与长效胰岛素混合后活力转化

混合液中的比例 / %		混合后转化成 / %	
普通	长效	普通	长效
1	3	10	90
1	2	15	85
1	1	25	75
3	2	40	60
2	1	50	50
3	1	65	35
4	1	70	30

例如普通胰岛素24单位与长效胰岛素12单位混合后，普通胰岛素变为18单位，长效胰岛素也变为18单位。

（四）胰岛素的用法

当确定患者适合用胰岛素治疗，先要摸索胰岛素的大概需要量。胰岛素剂量个体差异较大，哪怕是同一个患者，也会受很多因素影响，必须灵活掌握。

如患者肾糖阈值正常，在饮食治疗的基础上可根据餐前尿糖加号来初步计算，一般一个加号给 4 个单位普通胰岛素，餐前 15~30 分钟皮下注射。早餐后血糖、尿糖较难控制，可能与上午胰岛素拮抗激素分泌过多有关，因此，早餐前胰岛素剂量应适当加大，尿糖一个加号可以给 6 个单位胰岛素。随后根据治疗反应，如尿糖减少程度、血糖水平、有无低血糖，适当增减剂量，一般可 3~5 天调整 1 次，肾糖阈值不正常者可根据血糖来调整剂量。

正常人每天胰岛素分泌量为 24~48 单位，全胰切除者每日胰岛素需要 40~50 单位。因此，也可以从小剂量开始，每天 20 单位左右，分 2~3 次皮下注射，早餐前多，晚餐前少，午餐前最少，每 3~5 天调整 1 次。

开始时一般多用普通胰岛素，待患者需要量基本确定后，为减少注射次数，可改用短效和中效、长效混合制剂。

以上适用于一般患者。对有酮症、酮症酸中毒等患者需要量大，通常需要静脉用药，应由医生掌握使用。

（五）胰岛素治疗目的和控制标准

截至目前，原发性糖尿病的病因不明，因此治疗糖尿病仅能控制和纠正其代谢紊乱及对许多脏器的影响，并无病因疗法。胰岛素治疗糖尿病的目的是：①对于1型糖尿病病例，补充其分泌不足，以对抗病体内拮抗胰岛素的激素，从而调整代谢紊乱，减少糖尿病对多种脏器和生长发育的影响。②在2型糖尿病病例中，胰岛素分泌未必减少，仅表现为第一时相分泌往往消失，第二时相后移，从分泌量而论可能并不减少，肥胖患者甚至分泌过多，多于正常体重患者，但由于周围靶组织受体不敏感而引起相对不足，故使用胰岛素的目的与1型糖尿病不同，并非补充不足，而在于协作调整高血糖、高血脂及控制症状，因此掌握不当往往引起高胰岛素血症，促进脂肪合成，引起肥胖，甚至于加重胰岛素抵抗。长期使用，通过促进脂肪合成，动脉壁内平滑肌细胞生长等作用，有利于并发动脉粥样硬化。故在2型糖尿病患者中使用胰岛素必须严格掌握指征、使用方法、剂量和疗程等，以便较有利于病情控制和发展，并避免各种副作用。③对多种在微血管病变基础上的慢性糖尿病并发症，如视网膜病变、肾脏病变、心血管病变、神经病变等是否能防治，至今争论颇多。④对于妊娠糖尿病及糖尿病妊娠者，胰岛素可较好地调整代谢，有利于胎儿正常发育和分娩过程，减少或防止多种产妇及胎儿并发症，从而减少母体糖尿病恶化与胎儿死亡率和难产等问题。

为了达到上述目的，胰岛素治疗糖尿病时的控制标准系临床上非常重要的问题，理论上应尽量使病体代谢紊乱完全恢复正常，尿糖丢失量至最小水平。目前临床上尽量采用多次注射或泵治法以达到接近生理代谢水平。对于血糖控制标准，国内外各家意见颇不一致。据近代文献与笔者所在医院临床实践中使用标准，除患者症状、体征获得减轻、消除或控制、体重恢复至正常标准上下 5% 以内、劳动力及工作能力完全恢复正常外，糖尿病的化验指标见表 1-5。

表 1-5　糖尿病的化验指标

检测项目	理想控制	较好控制	一般控制
1.血糖（真糖法）全血	< 6.10	7.22	8.33
空腹静脉血糖 /（mmol/L）			
餐后 1 小时血糖	< 8.33	10.00	11.10
餐后 2 小时血糖	< 7.22	8.33	10.00
餐后 3 小时血糖	< 6.10	7.22	8.33
2.尿糖（24 小时总量，g）*	< 5	< 10	< 15
占每日进糖量的百分比	< 2.5	< 5.0	< 7.5

表1-5 （续表）

检测项目	理想控制	较好控制	一般控制
3.口服葡萄糖耐量试验	恢复正常	明显好转	轻度好转
4.血脂浓度	恢复正常	明显下降	中、轻度下降
胆固醇（/mmol/L）△	< 5.18	< 5.96	< 6.48
三酰甘油（/mmol/L）▼	< 1.24	< 1.47	< 1.70
游离脂肪酸（/μmol/L）	< 600	< 800	< 1 000
5.HbA1c	< 6%	< 8%	< 10%

注：* 肾糖阈不正常者例外；△ 国内饮食条件下血胆固醇（总）正常范围 2.84~5.18 mmol/L，高限 5.96 mmol/L；▼ 三酰甘油正常范围 0.23~1.24 mmol/L，高限 1.47 mmol/L。

总之，理想的控制标准是使病体代谢紊乱完全恢复正常范围，尿量减少至接近常人的最少量（< 2.5% 已为较宽的标准），但为了达到此要求，使用较大量胰岛素或口服降糖药物时，必将使并发低血糖的机会增多。如反复采用胰岛素剂量过大时，于反应性低血糖后尚有回跳性高血糖（Somogyi 效应），从而导致脆性糖尿病发生。因此有人认为，上述控制标准是不现实的，尤其是对波动大的脆性病例或 1 型糖尿病中难以控制的病例，应放宽此标准。

（六）胰岛素注射部位和注射方法

可供皮下注射胰岛素的部位：上臂上外侧、前臂外侧、腹部、股部和大腿内侧。因胰岛素需要长期应用，所以应有计划地安排好皮下注射的部位，可将体表可注射的部位划为许多条线，每条线上可注射4~7天，两个注射点相隔距离最好是2 cm，沿注射线上顺序作皮下注射。如多次注射同一部位，会使局部的皮下组织吸收能力减低，使注射的胰岛素不能及时吸收。

注射胰岛素时，将选择好的注射部位用酒精棉球消毒皮肤，用左手拇指及食指将皮肤稍稍提起，右手拿注射器用力迅速将针刺进皮肤，试抽吸有无回血，如无回血，将胰岛素注入，一边注射，一边逐渐拔出针头，这样可以使注入的胰岛素不会集中在一点，注射完毕后将注射器及针头用冷水冲洗干净，消毒后准备下次使用。

普通胰岛素可作静脉注射和静脉滴注，一般在抢救时由医师掌握应用。

（七）胰岛素泵

胰岛素泵，也叫人工胰岛，它是由血糖感受器将身体内血糖含量的变化传达到电子计算机内，然后经过电子计算机计算胰岛素的需要量，并发出信号激活胰岛素储存器，注射精确数量的胰岛素。

大型的胰岛素泵固定在病床旁边，可用于危重患者的抢救。小型的胰岛素泵可随手携带，也可埋藏在体内。小型的胰岛素泵只有注射泵，没有血糖感受器及电子计算机，胰岛素的注射量不能自动调节，需要事先人工调节好注射时间、注射量。要求患者密切配合，固定饮食及体力活动，在病情变化时应及时调整。可能出现的问题：机器失灵引起低血糖或高血糖、静脉炎、血栓形成等。

（八）影响血糖控制的因素

胰岛素治疗期间，有的患者血糖控制良好，很少发生低血糖，有的则血糖波动大，尿糖多，故经常出现低血糖。影响血糖控制的主要因素有：①疾病本身，如脆性糖尿病血糖波动大，胰岛素稍不足就出现高血糖，多一点就出现低血糖；②进食量；③体力活动量；④精神状态；⑤体型（肥胖或消瘦）；⑥胰岛素制剂品种；⑦有无其他内分泌疾病；⑧有无合并应用影响血糖的其他药物等；⑨胰岛素注射部位。

在病情不稳定时寻找有无上述影响因素，进食量和体力活动量应尽量保持不变，精神要放松，积极治疗影响血糖控制的疾病和停用有关药物，再逐步调整胰岛素剂量。

（九）胰岛素治疗的不良反应

（1）低血糖。低血糖最常见，多由于剂量过大，或进食过少，活动增多等引起。低血糖时患者出现心慌、饥饿感、出汗、面色发白等，此时最好急查血糖来证实，并立即进少量糖食。

（2）局部胰岛素反应。注射局部红肿、发痒、皮下小结节，可于注射后 2~12 小时发生，反应的高峰在 12~18 小时，以后肿胀逐渐消退。预防方法有：注射胰岛素时进针应深一点，把针扎到皮下脂肪组织的下面，经常变换打针的部位，如无效，换用纯度较高的胰岛素制剂。

（3）全身过敏。该反应较少见，表现为荨麻疹、血管神经性水肿，需要用抗过敏药物。

（4）胰岛素水肿。多见于糖尿病控制不良，如酮症、酮症酸中毒用胰岛素治疗后。水肿可在面部、四肢，1 周左右能自行消退，水肿较重者可用少量利尿剂。

（十）胰腺移植、胰岛移植

糖尿病是终身性疾病，前面所提到的各种糖尿病治疗方法均难以使糖代谢恢复正常，近年来不少人企图进行胰腺或胰岛细胞移植来恢复胰岛功能，治愈糖尿病。国内外都做了不少这方面的研究工作。胰腺或胰岛移植主要适用于胰岛素依赖型糖尿病。根据初步经验，多数患者在移植后短期内胰岛素的用量可以减少，个别患者可停用胰岛素。总的来说，胰腺、胰岛移植治疗糖尿病目前还处在研究、试验阶段，长期效果还不理想，要达到治愈糖尿病还有较大距离，需要做更多的研究。

（十一）胰岛素周制剂

每周 1 次皮下给药，半衰期 17 天，减少了与胰岛素受体的亲和力，减少肾脏清除。去掉 B30 位苏氨酸，在 B29 位上通过"连接子 – 间隔子"连接 20 碳脂肪酸侧链，A14 位的酪氨酸替换为谷氨酸（A14E）B16 位的酪氨酸替换为组氨酸（B16H），B25 位的苯丙氨酸替换为组氨酸（B25H），从白蛋白结合储库中缓慢、持续地释放活性胰岛素，如"涓涓细流"作用于靶器官和组织。胰岛素周制剂 – 依柯胰岛素基于脂肪酸酰化技术，实现每周 1 次给药，一周内降糖疗效分布接近平均。

（十二）胰高血糖素样肽 –1 受体激动剂

胰高血糖素样肽 –1 受体激动剂（glucagon-like peptide-1 receptor agonist，GLP-1 RA）是 T2DM 治疗领域的一类新型降糖药，可显著改善 T2DM 的一些关键性病理生理缺陷，并具有减少心血管死亡、改善动脉粥样硬化、减轻体质量、降低收缩压、改善血脂谱等降糖外获益，在肾脏保护、促进学习记忆和神经保护、血脂代谢调节等方面显示出有益的药理作用。GLP-1 受体激动剂常见的不良反应为轻至中度的胃肠道反应，包括腹泻、恶心、腹胀、呕吐等。不适用于 1 型糖尿病患者或糖尿病酮症酸中毒者；不适用于有甲状腺髓样癌（MTC）既往史或家族史患者，以及 2 型多发性内分泌肿瘤综合征患者（MEN2）；不适用于炎症性肠病和糖尿病性胃轻瘫患者等。常用制剂有利拉鲁肽、司美格鲁肽、聚乙二醇洛塞那肽、度拉糖肽、艾塞那肽周制剂。

1. 利拉鲁肽

利拉鲁肽的起始剂量为每天 0.6 mg。至少 1 周后，剂量应增加至 1.2 mg。预计一些患者在将剂量从

1.2 mg 增加至 1.8 mg 时可以获益。根据临床应答情况，为了进一步改善降糖效果，在至少 1 周后可将剂量增加至 1.8 mg。推荐每日剂量不超过 1.8 mg。

2. 司美格鲁肽

浓度是 1.34 mg/mL，1.5 mL（预填充注射笔的规格），司美格鲁肽注射液（商品名诺和泰）；浓度是 1.34 mg/mL，3.0 mL（预填充注射笔的规格），司美格鲁肽注射液（商品名诺和泰）；浓度是 0.68 mg/mL，1.5 mL 司美格鲁肽注射液（商品名诺和盈 0.25 mL）；浓度是 1.34 mg/mL，1.5 mL（商品名诺和盈 0.5 mL）；浓度是 1.34 mg/mL，3.0 mL（商品名诺和盈 1.0 mL）；浓度是 2.27 mg/mL，3.0 mL，司美格鲁肽注射液（商品名诺和盈 1.7 mL）；浓度是 3.2 mg/mL，3.0 mL，司美格鲁肽注射液（商品名诺和盈 2.4 mL）。每周注射 1 次，可在一天中任意时间注射，无须根据进餐时间给药。

3. 聚乙二醇洛塞那肽

对于饮食控制和运动基础上血糖控制不佳的患者，本品推荐起始剂量为 0.1 mg，每周（7 天）1 次腹部皮下注射，如血糖控制效果不满意，可增加到 0.2 mg，每周 1 次。

六　糖尿病的有关检查项目

这里介绍糖尿病诊断及随诊观察中常见的化验检查项目。

（一）血糖

血液葡萄糖测定为血中葡萄糖的定量测定。目前国内已普遍采用葡萄糖氧化酶法。所测定的葡萄糖值反映了抽血即刻时体内的血糖水平。目前我们选用的血糖测定方式有如下几种，临床意义各异。

1. 空腹血糖

一般指过夜空腹 8 小时以上，于 6：00—8：00 采取的血糖。反映了无糖负荷时体内的基础血糖水平。测定结果可受到前一天晚餐进食量及成分、夜间睡眠质量、情绪变化等因素的影响。故测定的前晚应避免进食过量或含油脂过多的食物，在保证睡眠、情绪稳定时测量。如空腹血糖大于 7.8 mmol/L，提示胰岛素分泌能力减少 3/4。

正常人空腹血糖值为 3.8~6.1 mmol/L。

2. 餐后 2 小时血糖

餐后 2 小时血糖指进餐后 2 小时所采取的血糖，

有标准餐或随意餐两种进餐方式。标准餐是指按统一规定的碳水化合物含量所进的饮食，如 100 g 或 75 g 葡萄糖，馒头 100 g 等；随意餐多指患者平常时的常规早餐，包括早餐前后常规服用的药物，为平素治疗效果的一个观察指标，均反映了定量糖负荷后机体的耐受情况。正常人餐后 2 小时血糖应小于 7.8 mmol/L。

3. 即刻血糖

即刻血糖根据病情观察需要所选择的时间采血测定血糖，反映了所要观察时点的血糖水平。

4. 口服葡萄糖耐量试验

观察空腹及葡萄糖负荷后各时点血糖的动态变化，了解机体对葡萄糖的利用和耐受情况，是诊断糖尿病的重要检查。

方法：过夜空腹 8 小时以上，于 6：00—8：00 抽血测定空腹血糖，抽血后即饮含 75 g 葡萄糖的溶液（将 75 g 葡萄糖溶于 200~300 mL 的温开水中),5 分钟内饮完。于饮葡萄糖后 1 小时、2 小时分别采血测定血糖。

正常人空腹血糖小于 6.1 mmol/L。服糖后 1 小时小于 11.1 mmol/L，服糖后 2 小时小于 7.8 mmol/L。

影响葡萄糖耐量（OGTT）的因素：①试验前如有碳水化合物摄入不足，可因胰岛细胞反应迟钝（在长期饥饿的抑制后）出现糖耐量减低，呈现假阳性结果。②试验前或试验中剧烈活动，可因交感神经兴奋释放儿茶酚胺等升糖激素引起血糖升高，故试验前患者应静坐或卧床休息半小时以上，试验中避免过多活动。③精神因素：情绪激动可使交感神经过度兴奋，导致血糖升高，故试验前及试验中均应避免过于激动。④感冒发热、急性心肌梗死、脑血管意外、外伤手术等均属应激状态，可引起应激性高血糖，不能反映机体正常情况时的糖耐量水平，故在检查时间选择上应注意避免存在上述因素。⑤许多药物可使葡萄糖耐量减低，应在试验前停用。如烟酸、水杨酸、噻嗪类利尿剂等至少停 3~4 天，口服避孕药停 1 周，单胺氧化酶抑制剂应停 1 个月以上。

经随机检查已达到糖尿病诊断标准，无须再行 OGTT，出现高渗性糖尿病昏迷或酮症酸中毒时禁忌作 OGTT。

5.馒头餐试验

馒头餐试验的原理与 OGTT 相同。本试验主要针对已明确诊断的糖尿病患者，须了解其对定量糖负荷后的耐受程度时选用，也适用于不适应 OGTT 的患者。选择 1 个 100 g 重的馒头。其中含碳水化合物的量约等于 75 g 葡萄糖，抽取空腹血糖后食用，10 分钟内吃完，从吃第一口开始计算时间，分别于食后 1 小时、

2 小时采血测定血糖，结果判定同 OGTT。

（二）糖化血红蛋白（HbA1c）

HbA1c 是血红蛋白 A 糖化后的存在形式，它的含量与其采血前 4~8 周的平均血糖水平呈正相关，故含量间接反映了测定前 4~8 周的平均血糖水平，可补充单次血糖测定对近期糖尿病控制好坏作出的评价，多作为治疗中观察指标，也可作为糖尿病的诊断依据。可在任意时间采血测定，不受当时糖负荷及其他因素影响。笔者所在医院现采用亲和层析法测定，以 HbA1c 含量占总血红蛋白的百分数表示，正常范围是 3.6%~6.8%。

（三）尿糖

正常人每天只有极少量葡萄糖从尿中排出（小于 100 mg/d），一般检查方法不能测出。如每日尿中排糖量大于 150 mg 则可测出。测定尿糖的方法有班氏法、氢化高铁法、葡萄糖氧化酶法等，以后者的特异性为强，但也会受到抗坏血酸（维生素 C）、水杨酸盐等药物的影响，而呈假阳性。尿糖的含量除反映血糖水平外，还受到肾糖阈、尿中其他糖类物质（半乳糖、果糖等）的影响，故对尿糖结果的判定要综合分析。下面介绍临床上常用的尿糖测定的不同形式及方法。

1. 定性测定

定性测定为较粗糙的尿糖测定法，依据糖含量的高低分为6个等次，分别表示为 –、±、+、++、+++、++++。其结果受尿糖多少的影响，尿糖再多也超不过 ++++，如尿糖含量 1.11 mmol/L 或 2.22 mmol/L 都可能表现为 ++++，因此不能准确地反映高值，但检测方便，易被患者接受，故在实际应用中最多，根据临床需要，常有以下几种测定形式：

（1）随机尿糖测定。随机尿糖测定常作为筛选检查。随机留取尿液测定尿糖，结果反映了测定前末次排尿后至测定时这一段时间所排尿中的含糖量。

（2）次尿糖测定。次尿糖测定也称即刻尿糖测定。方法是准备测定前先将膀胱内原有尿液排尽，适量（200 mL）饮水，20~30分钟后再留尿测定尿糖，此结果反映了测定当时尿中含量，常作为了解餐前血糖水平时的间接指标，亦作为了解肾糖阈与即时血糖比较的参数。

（3）分段尿糖测定。将一天（24小时）按三餐进食，睡眠分为4段，测定每个阶段尿中排糖情况及尿量；间接了解机体在三餐进食后及夜间空腹状态下的血糖变化情况，作为调整饮食及治疗药物用量的观察指标。方法为按4段时间分别收集各阶段时间内的全部尿液，测量各段尿量并记录，分别留取 4 段尿标本测定尿糖。具体分段时间：第一段，早餐后→午餐前；第二段，午餐后→晚餐前；第三段，晚餐后→睡前；第四段，卧床后→次日早餐前。

2. 定量测定

定量测定指单位时间排出尿糖的定量测定方法。通常计算 24 小时尿的排糖量。此项检查是对糖尿病病情及治疗效果观察的一个重要指标。方法如下：开始留尿日晨起排尿后开始计算时间，至次日晨同一时间内（24 小时）全部尿液收集于一个贮尿器内，混合后，测定尿总量并记录，留取 50 mL 送检，余尿弃去不要。经葡萄糖氧化酶法测定每 100 mL 尿液中含糖量，结果乘以全天尿量（毫升数），再除以 100，即为检查当日 24 小时的排糖总量。

（四）初诊及复诊时检查项目的选择

一旦在短期内出现口渴、多饮、多尿症状，最简单的方法是测定一下尿糖和尿比重。最好在餐后测定，糖负荷后的阳性率高。如尿糖阳性，则继续查血糖。尿糖阳性者，尿比重多大于 1.010，如果尿糖阴性，尿比重则小于 1.010，但应注意除外尿崩症（因肾小管回吸收水的功能异常，排尿过多而引起口渴、多饮）。

出现上述症状并伴有乏力、多食、消瘦，查尿糖为阳性，再查空腹及餐后2小时血糖，常常就可明确诊断。最好能同时测定一下有关肝、肾功能，脂肪代谢的指标。症状重的青年发病患者还应查尿酮体、血酸碱度指标及电解质水平；老年人应测血压、做心电图、了解心血管情况。有条件者均应作眼底检查，了解视网膜病变程度，以求对病情有全面了解，为拟定治疗计划及今后观察治疗效果留下依据。

如空腹和餐后血糖不足以诊断糖尿病，则需要进一步采用口服葡萄糖耐量试验，以明确诊断，此可择期检查。对无症状的肥胖者，或有家族史的肥胖者也应定期检测血糖或作75g葡萄糖耐量试验，以求对潜在的糖尿病及早诊断治疗。

确诊糖尿病后最好能留四段尿糖和作尿糖定量试验，尽管尿糖受多种因素影响，但对每个人来说，自身的肾糖阈相对稳定，故尿糖可作为反映血糖水平的间接证据，对治疗效果的动态观察是一项取材方便、简单实用的检查方式。胰岛素依赖型糖尿病患者尿糖最好控制在每日排糖量小于30g水平，非胰岛素依赖型糖尿病则应控制在小于10g的水平，肥胖者尿糖定性最好控制在阴性（-）或微量（±）之间。

初期病情稳定，应及时检查，以便医生调整治疗，待病情平稳后可间隔 1~6 个月时间复诊。肾糖阈正常的糖尿病患者血糖测定可半年或 1 年 1 次，平时观察尿糖即可。但在病情变化时，应及时检测。病情稳定的非胰岛素依赖型糖尿病患者，空腹血糖最好控制在 7.8 mmol/L，餐后 2 小时血糖控制在小于 8.9 mmol/L 为佳，如果能控制到正常范围则更好，但不能完全依赖降糖药物，要以控制饮食、锻炼为主。

糖尿病并发症的检查，应该每年查 1 次眼底，了解视网膜病变的情况；每半年到 1 年查血脂，肝、肾功能，尿蛋白，定期测血压、体重等，力求对糖尿病的控制情况及并发症的发展程度有较全面的了解，以利于及时调整治疗方案。

七　糖尿病的常见并发症及治疗

（一）概述

糖尿病可合并多种并发症。糖尿病控制得好坏对并发症的发生和发展有直接影响，并发症又常常是决定糖尿病预后的关键因素，也是使糖尿病患者备受痛苦的主要原因。故在此将并发症的发生原因、治疗及预后作一介绍，希望糖尿病患者能有所了解，积极配合医生治疗、预防，有助于减少并发症的发生和减缓并发症的进展。

根据发病的急缓及病理上的不同，糖尿病并发症可分为急性和慢性并发症两大类（表1-6），一类为高血糖及其代谢异常引起的急性病变（急性并发症），包括糖尿病酮症、酮症酸中毒、糖尿病非酮症高渗性昏迷、乳酸酸中毒、急性感染等。另一类为长期代谢异常及多方面综合因素导致的大血管、微血管病变，引起多脏器功能慢性损害所致的病变（慢性并发症），包括心脑血管意外、大动脉栓塞、肢体坏疽、眼底视网膜病变、肾脏病变、神经病变等。此外，糖尿病还易合并白内障、高血压、牙周炎、龋齿、胆囊炎、胆石症等。

表 1-6　糖尿病并发症

分类	并发症
急性并发症	糖尿病酮症、酮症酸中毒
	糖尿病非酮症高渗性昏迷
	乳酸酸中毒
	混合性酸中毒：同时存在两种或多种代谢性酸中毒

表 1-6 （续表）

分类	并发症
急性并发症	急性感染：泌尿系统感染、呼吸系统感染、菌血症、败血症等
慢性并发症	糖尿病大血管病变：脑梗死、冠心病、心肌梗死、肢体动脉栓塞
	糖尿病微血管病变：糖尿病视网膜病变、糖尿病肾病、糖尿病心肌病、糖尿病外周神经病变、糖尿病自主神经病变、糖尿病坏疽
其他	慢性感染：肺结核、牙周炎、慢性肾盂肾炎、慢性胆囊炎
	眼部病变：虹膜睫状体炎、白内障、出血性青光眼
	口腔病变：龋齿
	肝脏病变：脂肪肝，营养不良性肝脏肿大
	胆囊病变：胆石症、胆囊收缩不全
	生殖系统：阳痿、闭经
	骨：糖尿病性骨质疏松症、神经性关节病（Charcot 氏关节）、掌腱膜挛缩（Dupuytren 氏挛缩）
	皮肤：脓疱病、霉菌感染（甲癣等）、带状疱疹、皮肤瘙痒症、皮肤多汗症、皮肤干燥症、睑黄斑瘤、糖尿病性颜面潮红、糖尿病大疱病、胫前色素性斑、类脂质进行性坏死

胰岛素问世以前，急性并发症往往是威胁生命的重症，如救治不及时则非常危险，有了胰岛素，这种情况大为改观，只要患者就诊及时，多能治愈。胰岛素的应用，使糖尿病患者的平均寿命明显延长。近年来，据各国学者统计，危及糖尿病患者生命的主要原因是大、小血管病变，包括心、脑血管缺血性病变，糖尿病肾病。故近代研究对糖尿病并发症的防治愈加重视。

（二）糖尿病酮症、酮症酸中毒

正常人体内脂肪分解利用时可产生三种物质：β-羟丁酸、乙酰乙酸和丙酮，也就是我们常讲的酮体。酮体在肝脏生成，随血液运送到心脏、肾脏、骨骼肌等组织氧化利用。在能量供应充足、胰岛素分泌正常时，脂肪多在空腹或饥饿状态下生成酮体。一般血中含量很低，< 0.2 mmol/L 尿中测不出（肾酮阈约 20 mg/d）。糖尿病患者胰岛素缺乏，血糖利用受限，脂肪分解加强，酮体产生过多，> 8.6 mmol/L（血中）时，可通过尿液排出，形成酮尿。酮体是酸性物质，在血液中积聚过多，可使血液酸化，严重时引起酸中毒。

胰岛素依赖型糖尿病患者最易发生酮症或酮症酸中毒。糖尿病控制不好，或有感染、高热、创伤、过度劳累、酗酒等因素存在时，均易诱发酮症酸中毒，甚至糖尿病治疗不当时也可诱发酮症。

发生酮症时可有口渴、乏力、头昏、食欲不振等症状，合并酸中毒时以上症状加重，常出现嗜睡、恶心、呕吐、腹痛，易误诊为胃肠炎或急腹症。重症患者皮肤黏膜干燥脱水、血压下降、呼吸深快、呼出气体有烂苹果味，出现昏迷。

实验室检查尿酮体阳性，尿糖强阳性，空腹血糖水平多在 16.7 mmol/L 以上，如合并血液 CO_2 结合力或血 pH 值下降，则提示酮症酸中毒。轻度酮症时，通过去除发病诱因，大量饮水，调整降糖药剂量后可获得纠正。如酮症较重或酮症酸中毒时，患者一般需接受静脉补液和小剂量胰岛素静脉滴注治疗。经有效治疗后，10~24 小时内酮体可消失，酮症及酸中毒可得以纠正。在以上治疗同时，对感染等诱因亦应迅速予以处理。

糖尿病酮症及酮症酸中毒有反复发作倾向，有时在同一患者反复发生的酮症可由相同的一种因素引起。故在酮症或酮症酸中毒纠正后，患者应对其诱因保持警惕。最好养成相对固定的饮食和生活习惯。治疗药物调整要适量，不要随便停用或改变胰岛素及其他降糖药剂量。勿饮酒或过度饮食，避免精神刺激和各种应激状态。如出现感染，应积极治疗，在最短时间内予以控制，并及时调整胰岛素等降糖药物剂量。密切观察血糖、尿糖及尿酮体的变化，争取对酮症早期诊断，及时治疗。

（三）糖尿病非酮症高渗性昏迷

本病为较少见而严重的糖尿病急性并发症，特点是严重高血糖、脱水、血浆渗透压增高，而无明显酮症酸中毒。此症约 2/3 发生在 60 岁以上患者，多为非胰岛素依赖型糖尿病患者，一般无酮症史。偶可见于年轻胰岛素依赖型患者，发病时往往伴酮症酸中毒。

糖尿病时高血糖、高尿糖可造成渗透性利尿，使水、钠、钾等从肾脏大量丢失，其中以水丢失最显著，造成循环血量减少、血液浓缩，血糖亦随之更高，血液处于高渗状态，严重高血糖、高渗状态可引起下丘脑口渴中枢功能障碍，特别是原有脑血管病及肾功能欠佳的老年患者，肾脏调节水、电解质的功能及脑中枢主动饮水维持水平衡能力下降，从而使丢失的水分不能得到足够补充，血浆渗透压显著增高，脑细胞脱水，患者出现精神症状甚至昏迷，脱水严重者可发生低血容量休克。

糖尿病非酮症高渗性昏迷是糖尿病的一种严重的

急性并发症。早期症状有烦渴、多饮、多尿、头昏、食欲不振、恶心、呕吐等，进一步发展则出现严重脱水，可有精神症状、意识障碍甚至昏迷。

高渗性昏迷患者的血糖水平一般高达 33.3 mmol/L 以上，血尿素氮明显增高，血浆渗透压水平多在 330 mmol/L 以上，尿糖阳性，尿酮体一般阴性或弱阳性。

糖尿病非酮症高渗性昏迷的死亡率较高，患者高龄合并其他心脑血管慢性疾病亦是死亡率高的重要因素。

一旦发现患者有上述异常表现时，应及时送医院，切勿延误时机，早诊断、早治疗是降低死亡率的关键。

（四）乳酸酸中毒

本症虽较酮症酸中毒少见，但与糖尿病关系密切。特发性乳酸酸中毒病例中，约 50% 的患者为糖尿病。糖尿病乳酸酸中毒主要见于老年非胰岛素依赖型患者，患者往往有较严重心血管、肺、肾病变，在心排出量降低、血压下降和缺氧状态下极易造成体内乳酸积集而形成乳酸酸中毒。双胍类降糖药物，特别是苯乙双胍（商品名降糖灵）可使周围组织葡萄糖氧化代谢异常，无氧糖酵解占优势，血乳酸生成增加，血液乳酸浓度增高，苯乙双胍经肾脏排出，故肾功能不全者服用苯乙双胍易发生乳酸酸中毒。

患者呼吸深快，约半数有意识模糊甚至昏迷。1/2以上的患者有消化道症状，如恶心、呕吐、腹痛、腹泻等。此外，有些患者可出现脱水、低血压、低体温等。

乳酸酸中毒时血液乳酸水平增高，血结合力及动脉血 pH 值下降，阴离子间隙增高，尿酮体多显阴性。

乳酸酸中毒死亡率约 60%。大多起病急，需要及时处理。首先，应对原发疾病和糖尿病进行治疗，去除诱因，如停用双胍类药物、控制感染、纠正低血压或休克状态。改善循环，保证组织供氧等。其次，一般采用溶液，以纠正代谢性酸中毒，如伴有糖尿病酮症者必须采用胰岛素。

为了减少乳酸酸中毒的发生率，患者应避免不合理使用双胍类降糖药。目前国内市场供应的苯乙双胍较另一种双胍类药物二甲双胍（商品名降糖片）更易引起乳酸酸中毒，故患者使用双胍类药物时应首选较安全的二甲双胍。年龄在 65 岁以上或有肝肾功能不良者不宜使用双胍类降糖药物。

（五）感染

糖尿病与感染是相互影响的两组疾病。糖尿病患者易发生感染，反之感染亦可加重糖尿病。目前认为，病毒感染可能是引起胰岛素依赖型糖尿病的原因之一。

糖尿病控制不良时，体内免疫机能可受抑制，高血糖是细菌和真菌生长的良好环境。微血管和神经病变使局部血液循环不良、神经对组织调节能力减退和抵抗力下降是糖尿病患者特别容易受感染的重要因素。任何感染都可使糖尿病加重，不易控制。感染是糖尿病酮症酸中毒的重要诱因。

糖尿病合并感染大致分以下几类：

1. 呼吸系统感染

呼吸系统感染在国内约占糖尿病各系统感染的30%，主要包括肺炎、慢性支气管炎急性发作、肺结核和肺脓疡等，其中肺结核在糖尿病患者中的发病率是非糖尿病者的2~4倍。患者可表现发热、咳嗽、乏力、消瘦等症状，胸部 X 线检查有助于诊断。糖尿病患者每年应进行1~2次胸部透视，有呼吸道症状时应及早检查和及时给予相应的治疗。

2. 泌尿系统感染

泌尿系统感染发生率仅次于呼吸道，女性及老年人多见。患者可有尿急、尿频、尿痛、发热、全身不适等症状，尿液常规化验及尿培养有助于诊断，以得到及时的、较敏感的抗生素治疗。

3. 皮肤感染

皮肤感染以疖、痈、蜂窝织炎、毛囊炎、汗腺炎等细菌感染多见，一般需要使用抗生素和外科治疗。此外，真菌也是糖尿病患者皮肤感染的常见致病菌。足癣、甲癣在糖尿病患者中亦很常见。白色念珠菌引起妇女外阴瘙痒症在糖尿病初期及控制不良时多见。控制糖尿病，保持皮肤清洁，避免损伤，及时治疗任何轻微皮损可大大减少皮肤感染的机会。

4. 牙周病

此病在糖尿病患者中很常见，尤其是胰岛素依赖型糖尿病更易罹患此病，表现为牙齿松动、牙周溢脓、牙槽骨被吸收。糖尿病控制后这些症状可以减轻或消失，所以其治疗的关键是控制糖尿病。

5. 手术后感染

糖尿病患者接受各种手术后感染危险性增高，手术本身亦可使血糖波动。所以患者一般应在血糖控制稳定一段时间后接受手术。手术日及术后数日宜使用胰岛素，以减少感染。

6. 糖尿病足

糖尿病患者下肢多有神经或血管病变，导致足部容易受损而感染。轻微创伤，如足底压伤、趾甲修剪过短、足癣治疗不当等均可引起感染。在足底压力负荷部位皮肤及皮下纤维组织均见增厚，一旦足底破损易迅速向四周扩散。糖尿病患者足坏疽发生率是非糖尿患者的 85~100 倍。足背动脉可扪及的足坏疽患者缺血部位主要在足趾，足背动脉未能扪及时，提示有下肢大血管狭窄。

糖尿病足坏疽治疗往往比较困难，部分患者需要行截肢手术，所以糖尿病患者应特别注意足部卫生、避免足外伤。以下几点应努力做到：①每晚用温水及软皂洗脚，用柔软毛巾轻轻擦干，切勿烫脚，不要摩擦太重，以免损伤皮肤，并要特别注意趾间。②擦干脚后用植物油脂涂抹皮肤，以保护皮肤柔软性，防止干燥皲裂。③若足部皮肤太软有压痛，则可用 75% 酒精每周摩擦 1 次，摩擦应从足趾尖向上进行，以利静脉回流。④剪趾甲勿将趾甲两角剪去以防创伤感染。⑤少穿高跟鞋和尖头皮鞋。鞋应宽松柔软，鞋带勿过紧，以防足部受压，影响血液循环。穿鞋前应检查清除鞋内砂粒等异物，避免意外损伤，袜子应选松软保暖的，最好用棉质。⑥如有胼胝、足癣等，应积极治疗。⑦已发生糖尿病足应立即到医院就诊，同时加强糖尿病的控制和抗感染，避免足部负重。

（六）糖尿病的眼部并发症

糖尿病合并眼部病变的频率很高，可累及的部位也很广泛，从眼睑到眼底多层次组织，如睑板腺感染引起的睑腺炎（麦粒肿）、虹膜睫状体炎、白内障、视网膜病变、出血性青光眼、眼肌麻痹、视神经病变等。除前两种为急性病变，通过及时治疗可治愈外，其余多是慢性过程，一旦出现，逐渐发展，多无逆转。其中白内障及视网膜病变最常见，这是糖尿病致盲的主要原因。已有报道，糖尿病患者出现视力障碍及失明的概率是非糖尿病患者的 25 倍。故对糖尿病患者来说保护眼睛是十分重要的。下面将简述两种对视力影响较大的病变。

1. 白内障

约 60% 的糖尿病患者可发生不同程度的白内障，一般分为两种：①真正糖尿病性白内障。主要见于年轻的严重糖尿病，15~25 岁多见，常双眼发病，进展迅速，急性期可在几天内成熟。②老年性白内障。此病在糖尿病患者中多见，发生年龄亦较早，成熟较快。进行白内障手术治疗前，应先将糖尿病有效控制，否则术后易发生眼内感染。

2. 视网膜病变

约 30% 的糖尿病患者有视网膜病变，患病 10 年后约半数发生不同程度的视网膜病变，是常见的致盲原因。视网膜并发症的形成发展与遗传、年龄、糖尿病病程及血糖水平有关。

根据 1984 年 6 月第一届全国眼底病学术会议提出的分类标准，糖尿病视网膜病变可分为以下 6 期：

Ⅰ期：有微血管瘤，并有小出血点。

Ⅱ期：有黄色硬性渗出或出血斑。

Ⅲ期：有白色"软性渗出"或出血斑。

Ⅳ期：眼底新生血管或并有玻璃体出血。

Ⅴ期：眼底有新生血管和纤维增殖。

Ⅵ期：眼底有新生血管和纤维增殖，并发生视网膜脱离。

以上Ⅰ～Ⅲ期属单纯型或背景型病变，一般不影响视力或影响较小；Ⅳ～Ⅵ期属增殖型病变，可造成视力障碍甚至失明。增殖型视网膜病变常伴糖尿病肾病或其他微血管并发症。

视网膜病变是可导致失明的严重并发症。一旦发生，治疗很困难，一是病情的无法逆转，二是目前治疗方法有限。

采取适当措施可以延缓并发症的发生发展，糖尿病患者应注意：①纠正高血糖。②降低血脂水平。③使用改善眼底微循环的药物。④禁忌烟酒。⑤注意眼睛卫生，每年检查眼底 1 次。⑥已发生眼底并发症应积极治疗，如有眼底出血应注意休息。

视网膜病变治疗比较困难，据报道，小量阿司匹林能防止糖尿病视网膜病变。因为所需剂量低（200~600 mg/d），副作用轻微，但目前仍属研究观察阶段，一定要在医师指导下应用。降低高脂血症有助于减轻黄斑部类脂渗出。

激光治疗糖尿病视网膜病变日益受重视，它能使视神经乳头新生血管和黄斑病变引起的失明危险减少 2/3，并可防止及消除增殖型视网膜新生血管。因此，最好在早期即增殖期以前进行这种治疗，效果较好。

（七）糖尿病肾病

糖尿病肾病多发生在糖尿病发病 10~15 年以后，主要由糖蛋白在肾小球内沉积，使肾小球毛细血管基底膜增厚，系膜增生造成肾小球硬化症。本病是严重威胁糖尿病患者生命的微血管并发症，一旦引起肾功能不全则预后不良。

糖尿病肾病早期常无症状，一般体检不能发现。

常规尿蛋白检测阴性，血肌酐、尿素氮正常。但使用灵敏放射免疫法测定可发现每日尿液白蛋白排量高出正常值，多在 20 μg/min 以上。病情进一步发展则进入临床肾病期，此时常规尿蛋白检测阳性，血 β_2 微球蛋白可增高，后期血尿素氮、肌酐水平逐渐增高，内生肌酐清除率进行性下降，出现肾功能不全。患者有明显蛋白尿，还伴有高血压、浮肿、贫血等表现。

对糖尿病肾病的防治应采取早期诊断、早期治疗的方针，长期严格控制糖尿病对肾病有一定的预防作用。患者的饮食宜清淡，应控制蛋白质和食盐摄入量，长期大量摄入蛋白质对肾脏有损害，而过多食盐可引起或加重高血压。糖尿病患者无论有无肾病都应严格控制血压，一般主张将血压维持在正常偏低水平，如 14.6/9.3 kPa 左右。高血压是促进糖尿病肾病发展的重要因素，严格控制血压可以明显延缓肾功能不全的形成和发展。对降压药物的选择应根据个体反应在医生的指导下使用。肾上腺 β 受体阻滞剂，如普萘洛尔（商品名心得安）可能掩盖低血糖症状并抑制机体升糖调节反应，所以有低血糖倾向的糖尿病患者不宜选用。血管紧张素转换酶抑制剂，如卡托普列（化学名巯甲丙脯酸）除有全身降压作用，对肾小球内血压亦有突出作用，因此对糖尿病，特别是伴肾小球内高滤过的胰岛素依赖型患者的肾病防治可能优于其他类型降压药。

目前市售口服降糖药如格列本脲（商品名优降糖）、苯乙双胍（商品名降糖灵）等主要通过肾脏廓清。当肾功能减退时，药物排出减少，易在体内积聚产生不良反应，故肾功能不良时宜减量使用或改用其他药物。德国产的格列喹酮（商品名糖适平）主要在肝内代谢，故肾病患者使用较为安全。胰岛素是肾功能不全糖尿病患者的主要降糖药物，但肾脏是胰岛素代谢和排泄的重要器官，所以肾病患者胰岛素用量宜小，以免发生低血糖。

（八）糖尿病神经病变

糖尿病可累及神经系统任何部位，造成功能和病理改变，临床主要分以下类型：

1.周围神经病变

此症出现最早、最常见，一般发展缓慢、逐渐加重，以双侧对称性远端感觉障碍为主，下肢较上肢多见。主要表现为疼痛及感觉异常，夜间加重。穿鞋袜及盖被常可使疼痛加重，有些患者患病部位有持续性烧灼感、虫爬样感、刺痛及反跳痛、手套及长袜状分布的感觉消失或麻木。四肢及手部肌肉可无力甚至萎缩。

本病如早期治疗，症状可减轻甚至完全消失。治疗以控制糖尿病为主。对疼痛病例，口服卡马西平、维生素 B_1、维生素 B_{12} 对神经有营养作用。肢体麻木感觉障碍者，应特别注意防止烫伤、碰伤及感染。

2. 自主神经病变

此症出现较晚，一般发生在糖尿病 15 年以后，且多伴周围神经病变。自主神经是管理内脏生理活动的神经，糖尿病影响该神经后，患者可有以下几方面表现：①血管运动神经失调，如直立性低血压由卧位突然变为直立后，收缩压下降 4.0 kPa 或舒张压下降 2.7 kPa 以上，出现持续性快心率（100 次 / 分钟左右）和心悸等。②胃肠功能紊乱，常出现腹泻与便秘交替、腹痛、腹胀等。③汗腺分泌紊乱，如天热时无汗，无汗多为双侧，部位多为腿与臂，躯干及面部亦可受累。未受累的部位相反出现多汗，吃饭时头颈部多汗也是自主神经病变表现之一。④泌尿生殖系统功能紊乱。突出表现为膀胱收缩功能障碍，表现为排尿困难、尿急、尿流不尽甚至尿潴留。膀胱内长期残余尿可继发尿路感染或肾盂肾炎，严重者同发展至肾功能衰竭。男性阴茎勃起功能障碍较常见，症状可进行性加重，以致丧失性交能力。

自主神经病变患者除应积极控制糖尿病，还应在医生指导下治疗神经病变，预防可能的意外，如直立性低血压可能造成患者一过性脑缺血而摔伤，患者除了使用吲哚美辛（商品名消炎痛）、氟氢可的松等药物治疗外，还应注意避免突然直立。膀胱松弛、残余尿增多易继发感染，可加局部按摩等方法尽量使尿液排尽。女性患者应特别注意外阴卫生。此外，自主神经病变患者存在身体保护性升糖调节机能障碍。一旦出现低血糖往往较严重，不易自行缓解，甚至可危及生命，所以应特别注意胰岛素及其他降糖药物用量。对于这类患者血糖不宜控制太低，在因胃肠功能紊乱不能规律进食者应特别注意调整降糖药用量以免发生低血糖。

（九）糖尿病与精神异常

糖尿病患者出现精神异常主要见于三种情况。

第一，久病之后。长期郁郁寡欢、性格改变、烦躁易怒、猜疑，少数患者可发生精神分裂症状，这部分患者的发病多有一些内在因素，有的患者在患糖尿病前就有精神病发作史，糖尿病是加重病情的因素。据统计，糖尿病患者中，情感性精神病的发病率并不高于一般人群。

第二，长期营养不良，可影响大脑皮质细胞的修复，血黏滞度增高及广泛的血管病变引起多发性脑梗死、脑软化，从而使脑萎缩提早发生，甚至在50~60岁即因脑萎缩而出现精神异常：初期为近记忆力减退，刚说完的事随即就忘了，犹如过眼云烟，有时甚至一句话还没说完，前面是什么就忘了；后期表现为痴呆，有时生活也不能自理，有人形容为"老小孩"。

第三，因血糖过高或过低引起的精神症状。在血糖升高大于33.3 mmol/L时，随高尿糖排出的水分过多，循环血容量减少，血浆渗透压增高，电解质异常，组织缺氧，累及大脑皮质可出现烦躁、谵语、行为异常。笔者所在医院一位脑部手术后的患者，一直卧床不起，手术后第四天突然爬下床，钻到床底下抱着头，像是有人要打他，拉也拉不出来，后来查血糖为50 mmol/L，经救治后痊愈。类似患者亦可出现昏迷，即高渗性昏迷，如救治不及时会引起生命危险。糖尿病患者平时血糖高，若短期内降至正常低限（3.9 mmol/L），有的患者会出现心悸、头昏眼花、出汗、饥饿感等低血糖症状。若低于正常，有些人则表现为狂躁不安、骂人、打人，甚至摔东西，几个人也拉不住；老年人可表现为木呆、不语。此时一定要警惕，尤其是采用胰岛素治疗或服用格列本脲（商品名优降糖）的患者，倘若因进食量减少、运动量过大等某种原因，导致胰岛素量相对过多，便会引发相应状况。若能及时查明原因，尽快补充糖液（经口服或静脉途径），就能迅速予以纠正。而在纠正之后，患者大多难以回忆起发病时的具体情形。

鉴于以上情况，一旦糖尿病患者出现精神异常症状，应认真分析原因，及时给予适当治疗。伴有老年痴呆的糖尿病患者要加强生活护理，避免自伤或外伤。确诊为精神分裂症者应在精神病科医生指导下进行有关治疗。

（十）糖尿病性心脏病

糖尿病性心脏病指糖尿病患者并发或伴发的心脏病，其中包括冠心病、糖尿病性心肌病、微血管病变和自主神经功能紊乱所致的心律失常及心功能异常。糖尿病患者心血管疾病发病率和病死率较非糖尿病患者高。

糖尿病性心脏病发生与糖尿病时糖代谢、脂代谢紊乱、血液高凝状态、心血管自主神经功能紊乱等因素有关，这些因素相互交织、相互影响，在糖尿病患者心血管病变发生机理中起重要作用。

糖尿病性心脏病除可有冠心病的表现外，还有以下临床特点：

（1）休息时心动过速。心率增快常较固定，休息状态下心率大于90次/分钟，心率变化常不受呼吸、体位等影响。

（2）无痛性心肌梗死。糖尿病患者心肌梗死症状常不典型，约42%为无痛性，患者仅有恶心、呕吐、心律不齐、心衰及心源性休克，这种无痛性心肌梗死主要是自主神经病变所致。

（3）直立性低血压。患者由卧位起立时，收缩期血压下降4.0 kPa以上，舒张期血压下降2.7 kPa以上。主要原因可能是血压调节反射弧中传出神经受损。

（4）猝死。糖尿病性心脏病患者偶因各种应激、感染、手术麻醉、低血糖等因素而突然死亡。临床上出现严重心律失常、心源性休克，仅部分患者伴心肌梗死。

糖尿病性心脏病的治疗原则基本与非糖尿病性心脏病相同，但注意纠正高血糖和高血脂。在使用胰岛素、利尿剂和降压药时应慎重考虑副作用，以免出现药物性低血糖、低血钾和直立性低血压。心动过速时，须慎用 β 阻滞剂类药物。

（十一）糖尿病性脑血管病

糖尿病性脑血管病与非糖尿病性脑血管病在类型上并没有较大的差异。其中，糖尿病性脑血管病除少数呈现短暂性脑缺血发作以及蛛网膜下腔出血外，主要是脑血栓形成，而脑出血较少见。就脑梗死而言，糖尿病患者的发病率是非糖尿病患者的2倍以上；而对于脑出血，糖尿病患者的发病数量是非糖尿病患者的半数以上。

糖尿病患者在脑动脉硬化和微血管病变基础上，血液黏度增高，红细胞聚集力增加，更易使血液瘀滞，组织缺氧，产生微血栓，造成供血障碍。

糖尿病患者常常脑部已有中、小梗死灶，但平时无明显局限性症状，一旦发生代谢异常，则可在意识障碍的同时出现局限性症状，发生偏瘫、局限性癫痫等，应注意与新发生的脑器质性病变相区别。

严格控制血糖，同时应用丹参、低分子右旋糖酐等具有活血化瘀、改善微循环的药物，可能有助于本病防治。

（十二）糖尿病与皮肤病变

糖尿病可引起多种皮肤损害。据统计，约30%糖尿病患者发生皮肤病变，除了糖尿病控制不良时易发生各种皮肤细菌、真菌感染，造成痈、疖、癣以及皮肤瘙痒症外，糖尿病患者往往还可发生一些与代谢障碍有关的特异性皮肤病变，常见有以下几种：

1. 糖尿病性大疱病

糖尿病性大疱病形似烫伤水泡，直径数毫米至数厘米，发生在足缘、足跟、足趾及小腿前部，有时亦见于手背。其中部分转变为胫前色素斑，部分痊愈。本病与神经、微血管并发症及局部外伤有关，一般可自愈，但应警惕破溃感染。

2. 胫前色素斑

胫前色素斑以小腿胫前为中心，形成色素斑，后期有炎症表现，可伴红斑、小水泡或紫斑，逐渐形成小圆褐色萎缩斑。本病形成原因同糖尿病大疱病，无须处理。

3. 糖尿病性类脂质进行性坏死

约 0.3% 糖尿病患者可患此病，女性多见，常发生在小腿前外侧，多呈双侧性。皮肤可见边界清楚的橙黄萎缩斑，表面平滑光亮，中央发黄，轻度下陷。局部激素治疗有效。

4. 糖尿病性颜面潮红

糖尿病患者的面、手、足潮红，呈浅玫瑰红色。在糖尿病控制后改善，约 80% 的糖尿病患者有不同程度面部发红。本病的发生与组织缺氧、血管张力减少有关，此外微血管病变亦是原因之一。

（陈荣月　张会娟　苏钦峰）

糖尿病的饮食治疗

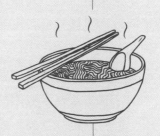

第二章

一　糖尿病饮食治疗的历史及目的

　　饮食疗法，就是利用不同的食物来影响机体的功能，从而达到治疗疾病及提高生活质量的目的。

　　祖国医学的糖尿病饮食治疗，源远流长，积累了丰富的经验，已认识到食物防治疾病的重要性。唐代的《食疗本草》就记载有："冬瓜，寒，主治小腹水膨胀，又疗小便，止消渴。"《素问》中也指出："凡欲诊病，必问饮食起居。"《诸病源候论》中明确讲到，消渴患者宜用麦麸、梨、荸荠、山药以及螺类食物等。

　　西方医学糖尿病饮食疗法，经历了一个从高糖到低糖，后又回到高糖饮食的过程。从公元前1550年到18世纪末期，多数学者认为糖尿病患者由于从尿中大量丢失葡萄糖，故应采用高碳水化合物膳食补充之。到了1797年，英国学者第一次提出了低糖饮食。七十余年后，低糖高脂饮食才被应用于临床，并出现了间歇性饥饿疗法，虽然造成了患者的体力衰弱，但确实延长了一些轻型青少年患者的生命。1921年胰岛素的问世，才逐渐彻底改变了糖尿病患者的饮食结构。在胰岛素临床应用的同时，人们发现高脂肪饮食可引起餐后血糖升高，而高糖饮食则有利于糖尿病病情的控制。因此 1927 年美国学者提出了高糖低脂饮食，经过半个世纪的临床和流行病学研究，才逐渐被各个国家的糖尿病学会接受，并向患者推荐。因而，从 20 世纪 80 年代以来，糖尿病的饮食结构已转变为高糖、低脂肪、低蛋白、高纤维饮食，其中糖（主要指复合糖）占总热量的 60%~70%，脂肪占 20%~30%，蛋白质占 10%~15%，纤维含量 40~60 g/d。

　　饮食疗法是糖尿病治疗的基础，亦是其重要原则之一。其目的是采用科学合理的饮食方式，以此满足正常的生理需求，既有助于体重的控制，体力的恢复，又能够维持血脂、血糖的稳定，进而延缓各种急慢性并发症的出现。但不能错误地理解为"少吃主食，多吃副食"或"饥饿疗法"，因为这些错误观念对身体是无益的。饮食的安排要根据个人具体情况而定，制订切实可行的饮食食谱，做到营养平衡，改善机体营养状态，增强机体抵抗力。《金匮要略》中亦讲道："所食之味，有与病相宜，有与身为害。若得宜则益体，害则成疾。"用食物来增补虚损，恢复元气，以抗御疾病的侵袭，维护健康，这就是饮食疗法所要达到的目的。

　　NIDDM 在发病的早期，多数患者呈现肥胖或超重的状态，因此，对肥胖患者而言，适当减轻体重并使其恢复至理想体重，是饮食治疗的主要目的之一。为达成这一目标，可合理地限制热量摄入，在必要时甚至采用极低热量饮食方案，即每天摄取热量为 1 674.4~3 348.8 kJ。已有研究表明，在限制热量的早期，即使体重尚未降低，患者的血糖控制已有所改善。

对于一般肥胖的患者，体重要逐渐降低，以恢复到标准体重为目的。一般每月减重 0.5~1.0 kg，这样既可消耗体内过多的脂肪，患者又容易适应。

对于轻型肥胖的患者，饮食疗法是其主要的治疗措施。常常单用饮食治疗，持之以恒，就可能达到血糖的理想控制。

1 型糖尿病多发于青少年，起病时往往身体较为消瘦。饮食疗法的目的，就是通过恒定的饮食治疗，保持空腹及餐后血糖的稳定，从而尽可能减少胰岛素的用量，维持正常的生长发育和体重的恢复。此外，对于长期血糖控制良好的患者，也应避免体重的过度增加。因此，热量的摄入也应根据年龄、体重和体力活动情况适当调整。

二　碳水化合物的合理摄入

碳水化合物又称为糖，按其分子结构可分为果糖、双糖、多糖三类。①单糖：常见的单糖有葡萄糖、果糖和半乳糖。②双糖：常见的双糖有蔗糖、乳糖、麦芽糖。蔗糖由一分子葡萄糖和一分子果糖构成；乳糖由一分子葡萄糖和一分子半乳糖构成；麦芽糖由两分子葡萄糖构成。③多糖：多糖是高分子化合物，由许多单糖分子聚合而成，广泛存在于动植物体内。其作为营养物质，按能否被人体消化、吸收而将多糖分为两大类：第一类为能被人体消化吸收的多糖，如淀粉、糊精、糖原等；第二类为不能被人体消化吸收的多糖，即食物纤维。

能被人体消化吸收的碳水化合物是人体最主要的供能物质。碳水化合物在饮食中占量大、氧化供能多且及时，氧化终产物二氧化碳和水对人体无害，碳水化合物氧化供热占正常人所需热量的65%~85%，其中神经组织只能由糖供能。碳水化合物又是构成组织的重要物质，并参与细胞的多种功能。碳水化合物对脂肪还有抗生酮作用，参与脂肪酸的彻底氧化。如每日摄入碳水化合物过低，体内脂肪分解，酮体产生增多，可导致酮症酸中毒。碳水化合物代谢供能，有利于组织蛋白合成，对蛋白质起了节约的作用。

对于糖尿病患者，在胰岛素问世前，碳水化合物占机体所需总热量的9%，现已提高至50%以上

（60%~70%）。必须强调，增加食物中碳水化合物的含量，应保持总热量不变。研究表明：①轻型糖尿病患者，空腹血糖正常，若将食物碳水化合物含量从45%提高至85%可使葡萄糖耐量改善，患者空腹胰岛素水平降低，口服葡萄糖后胰岛素分泌反应不变，体内组织对胰岛素反应增高。②轻型糖尿病空腹高血糖者，若同样幅度提高碳水化合物。结果同治疗方法而异，单纯饮食控制者，病情加重；同时应用降糖药物或胰岛素治疗者，未见有任何不良影响。③重型糖尿病患者，高碳水化合物饮食不会使胰岛素需要量增加，反而使其减少，表明高碳水化合物使患者对胰岛素的敏感性增加，多数患者主食可为300~400 g/d。④病情重者，空腹血糖显著升高（> 11.1 mmol/L），高糖膳食可加重糖代谢紊乱，最好加用高纤维膳食，并限制碳水化合物摄入量，但不得低于150 g/d。经过一段时间治疗，当血糖下降、尿糖消失时，可逐渐增加碳水化合物摄入量。⑤高糖饮食可升高血中三酰甘油（TG）水平，降低高密度脂蛋白（HDL）水平，加重脂代谢紊乱，但认为这种影响是短暂的，长期高糖饮食可使这种脂代谢紊乱自行纠正，加用高纤维饮食也可消除这种代谢紊乱。

综上所述，高糖饮食对于多数患者的血糖控制是有利的，但在 2 型糖尿病晚期，胰岛 β 细胞功能衰竭，应用高糖饮食应慎重，同时要考虑加用胰岛素治疗。另外，当伴有严重的高 TG 血症时，碳水化合物的摄入量也应适当限制。

在临床实践中，我们会经常遇见相当一部分患者对于摄入带有甜味的食品、水果甚至药水都有恐惧心理。摄入这些物质究竟会带来什么样的后果呢？我们不妨具体分析。

过去的观点认为，糖尿病患者应严格避免蔗糖，原因在于蔗糖的吸收迅速并可显著升高血糖水平，若仅将其作为单一营养成分摄入，必然会产生这种结果。但是当它作为混合饮食配制中的一部分被适量摄入时，问题不大。只要不超过碳水化合物的 5% 就不致影响血糖。由于对不同种类淀粉对血糖的反应差异较大，在向患者推荐的饮食结构中，碳水化合物应占 50%~55%，所以不应过度限制蔗糖的摄入，同时应着重强调摄入那些生糖能力较低的混合糖类物质。

果糖比蔗糖要甜，加到食物中与蔗糖有相似的特性，可作为其替代品，其优点是比蔗糖吸收慢且不需要胰岛素参与，大部分可被肝脏摄取和代谢。在正常人或糖尿病患者中，当果糖单独或作为混合膳食的一部分被摄入时，仅导致饭后血浆血糖或胰岛素水平的轻度升高，每天摄入 75 g 以内很安全，主要例外见于严重失控的 NIDDM 或胰岛素化很差的 IDDM 患者，这种情况下糖原异生受抑制，果糖进入生糖途径，最终变为葡萄糖被释放出来引起高血糖。

其他食物甜味剂常见的有以下类型。①糖苷类，包括甜菊糖和二氢查耳酮。甜菊糖是从甜叶菊中提取的主要化学成分，它是一类新型天然甜味剂，其甜度为蔗糖的 300 倍，且在体内产热极少，近年来在食品、饮料和医药卫生方面得到广泛的应用，被誉为世界"第三糖源"，除具有很强的甜味外，尚具有降压、降糖、解酒、消除疲劳等作用。二氢查耳酮是从橘类水果中提取，包括新橙皮苷二氢查耳酮和柚苷二氢查耳酮，两者的甜度分别是糖精的 7~10 倍和 3~5 倍，均为低热量天然甜味剂。②糖醇类，包括山梨醇、木糖醇、甘露醇和麦芽糖醇，是一类天然低热量甜味剂。其甜味多与蔗糖近似，在体内吸收缓慢且不完全，对血糖影响不大，可作为糖尿病患者食用的甜味剂。但长期应用的安全性尚未完全阐明。③甘茶叶素为土常山甜茶中所含的甜味成分，甜度为糖精的 2 倍。④罗汉果，是一种干制水果，传统上作为民间药物应用，性凉味甘，有清热解暑、润肺止咳的功效。其甜味成分的甜度为蔗糖的 300 倍，属低热量天然甜味剂，它对肥胖及糖尿病患者是理想的调味剂。⑤甘草酸和甘草酸二酯，由甘草中提取制作而成，其甜度为蔗糖的200倍，是一种较为安全的甜味剂。⑥蛋白糖，即天冬酰苯丙氨酸甲酯，是一种由两种氨基酸组成的有营养价值的甜味剂，食用后在体内分解为相应的氨基酸。其甜度为蔗糖的180~200倍，作为甜味剂的用量是很少的，因此它的热量可以忽略不计，食后对糖尿病患者的血糖水平不产生有害的影响，可作为糖尿病患者饮食中有价值的添加剂。⑦人工合成的甜味剂，主要有糖精钠和甜蜜素。糖精钠是目前使用最广的人工合成的甜味剂，甜度为蔗糖的300~500倍。目前研究认为，糖精钠对人体是安全的，无致癌作用。但糖精钠能透过胎盘，妊娠期间应避免大量使用。甜蜜素的应用也较广泛，其甜度为蔗糖的50倍，与蔗糖配合使用往往可取得较为满意的甜味。

三 蛋白质的营养价值及合理摄入

蛋白质是生物大分子，其基本组成单位是氨基酸。组成蛋白质的氨基酸一共有20种，以肽键相连。按种类、数量、排列顺序和构象不同，可构成不同生物学功能的蛋白质。在构成机体蛋白质的 20 种氨基酸中，有 8 种必须直接从食物中摄取，即有 8 种必需氨基酸，即亮氨酸、蛋氨酸、异亮氨酸、赖氨酸、苏氨酸、缬氨酸、苯丙氨酸和色氨酸。氨基酸主要由 C、H、O、N 等元素组成，蛋白质的平均含氮量为 16%。

按照蛋白质中必需氨基酸的含量，其可分为两大类：

（1）完全蛋白。蛋白质组成中含有全部的人体必需氨基酸，如酪蛋白、卵清蛋白等。

（2）不完全蛋白。蛋白质组成中缺乏一种或几种人体必需氨基酸，如白明胶。

蛋白质是生命的根本物质，有蛋白质才有生命存在，它的功能有以下几个方面：

（1）蛋白质是构成人体组织的重要成分。成年人蛋白质占体重的 16%~19%，为人体总固体重量的 45%。

（2）供给人体需要的能量。每克蛋白质在体内完全氧化后产热 16.7 kJ，人体每天所需热量大约有 10%~15% 来自蛋白质。

（3）参与构成许多具有重要生理功能的物质。如有催化作用的酶类、调节代谢的蛋白激素、承运氧的血红蛋白。

（4）形成有免疫作用的抗体，即免疫球蛋白。

（5）参与调节体内酸碱平衡。

（6）维持循环必需的胶体渗透压，保持体内液体的正常分布。

（7）构成机体的遗传物质，如核蛋白。

蛋白质经消化吸收后，对于成年人来说，主要用于组织蛋白的更新。正常成年人的组织蛋白质分解速度和合成速度相等，这种状态叫作组织蛋白质的动态平衡。成年人每日组织蛋白质的总更新量为400 g。通常以氮含量表示摄入或排出的蛋白质的数量，在一定时间内（如24小时），若通过尿液、汗液及粪便排出的氮与通过食物摄入的氮量基本相等，则表明机体处于氮平衡状态。当摄入量大于排出量时为正氮平衡，反之，为负氮平衡。体内没有单纯的贮存蛋白质，故成年人能维持氮平衡即可。

关于每日蛋白质的需要量，成人每日应占供给热量的10%~15%，换算后约为每天每千克体重0.8~1.2 g。在1988年中国营养学会第五届全国营养学术会议上，我国结合自身国情提出的蛋白质需要量为每天每千克体重1.1 g。而关于人体必需氨基酸的需要量，WHO推荐的量为每天每千克体重84.5 mg。

糖尿病患者体内分解代谢增强，蛋白质消耗量大，当合并糖尿病肾病时，从尿中排出的蛋白增多，因此，过去一直主张给予糖尿病患者以高蛋白饮食。研究还表明，饮食中加入适量蛋白质可降低餐后血糖升高的水平，使餐后血糖高峰前移，高血糖持续时间缩短。因此，进食适量蛋白质对糖尿病患者餐后血糖的控制有其有利的一面，并且认为，应比健康人进量多20%，仅在尿毒症及肝昏迷患者，才须限制蛋白质的摄取。后来的研究又表明，进食蛋白质又可使餐后葡萄糖导致的血胰岛素水平更为显著地升高，且持续时间延长，因此，引起餐后较长时间的高胰岛素血症，而这正是糖尿病各种慢性并发症发生发展的基础，故进食较多量的蛋白又对机体造成了十分不利的影响。近年来特别强调的是，长期高蛋白饮食可促进糖尿病微血管并发症的发生和发展，特别是视网膜病变的发生率上升，致使病情进展迅速，还会加速糖尿病肾病变的出现和肾功能的恶化。总之，目前认为糖尿病患者的饮食蛋白应适当限制。

临床研究发现，当糖尿病病程超过15年，IDDM中有1/3，NIDDM中有1/5的患者发生糖尿病肾病，而长久规律的低蛋白饮食则可能使糖尿病肾病早期的肾脏血流动力学异常恢复正常，从而减缓糖尿病肾病的进展，对于中晚期的糖尿病肾病尚可延缓其慢性肾衰竭的发生和发展。

目前，对于糖尿病患者，欧美糖尿病学会推荐饮食蛋白摄入量为每天每千克体重 0.8 g，合并有肾病者减至每千克体重 0.6 g，其中优质蛋白占 2/3，特别增加蛋、奶及动物蛋白的摄入量，减少植物蛋白摄入。当肾功能明显受损，其内生肌酐清除率在 31~60 mL/min 时应限制在每天每千克体重 0.6 g 以下；当其降至 30 mL/min 以下时，应控制在每天每千克体重 0.4 g。同时应补充适当的必需氨基酸。从我国目前人民的生活水平看，每日蛋白质摄入量多在每天每千克体重 1 g 以上。对于糖尿病患者，特别是合并有肾病的患者，限制蛋白摄入量是不容忽视的，并应强调持之以恒。

在考虑蛋白质的需要量时，必须同时考虑蛋白质的质量。因为假若缺乏必需氨基酸，即使蛋白质的量足够，甚至过多，体内仍呈现负氮平衡。

动物性食物一般蛋白质含量丰富且质量好，植物性食物中，大豆的蛋白含量最高，坚果类蛋白含量也较丰富，谷物类食物也含有较多的蛋白。

各种食物蛋白营养价值，归纳起来，主要受以下三方面因素影响：

（1）食物中蛋白质的含量。一种食物中所含蛋白质是有限的，即使营养价值很高，也难以发挥其应有的作用，如蔬菜中的蛋白质就是这样。因此不能完全脱离含量单纯追求蛋白质的营养价值。

（2）食物中蛋白质的消化吸收率。其吸收利用率越高，营养价值相比较而言也越高。一般烹调方法加工的食物蛋白的吸收率为：奶类97%~98%，肉类92%~94%，蛋类98%，大米82%，土豆74%。植物性食物蛋白比动物性食物蛋白的消化吸收率要低，但其纤维素经加工被破坏或除去后，消化吸收率可以提高。如大豆蛋白的消化率为60%，加工成豆腐及其他豆制品后，可提高到92%~100%。

（3）必需氨基酸的含量及比值。一种营养价值较高的蛋白质，不仅所含必需氨基酸的种类齐全、含量丰富，而且必需氨基酸之间的比例要符合机体的需要，否则，就会影响它的成分利用。鸡蛋蛋白质的必需氨基酸的含量和比例接近人体需要，所以，一般以它为参考标准，与其他蛋白质的必需氨基酸的含量和比值作比较。与鸡蛋蛋白质愈接近，其营养价值愈高。在营养学中，评价某种食物蛋白质的营养价值，通常用蛋白质的生物价值来表示，生物价值越高，越易被机体利用合成组织蛋白质。常见食物中，鸡蛋黄的生物价值最高为96，其他还有牛奶85，猪肉74，牛肉69，稻米77，白菜76，小麦（整）67，白面52，大豆（熟）64，豆腐65。

通常地，为了提高饮食蛋白质的营养价值，除了增加动物性蛋白质在饮食蛋白质的比例，还要重视利用蛋白质的互补作用，以提高蛋白质的营养价值。所谓互补作用就是通过混合几种食物蛋白，调剂必需氨基酸比例，达到最接近人体重组蛋白的需要，从而提高蛋白质的生物价值。如谷类蛋白质含赖氨酸较低，而大豆蛋白质含赖氨酸高，两者混食，生物价值就可明显提高。生物价值亦可通过氨基酸的强化得到提高，如谷类蛋白的赖氨酸强化。

最后应指出：机体重组蛋白需要氨基酸的同时存在，而机体内氨基酸的贮存量很少，因此饮食中不同蛋白质必须同时摄入才能起到互补作用。

四 脂肪的合理摄入

脂肪又称三酰甘油，由3分子脂肪酸和1分子甘油组成。一般将脂肪酸分为饱和脂肪酸和不饱和脂肪酸，两者的区分在饮食选择中有重要意义。不饱和脂肪酸含有1个以上的双键。分子式中仅有1个双键者为单不饱和脂肪酸，含2个或2个以上双键的称为多不饱和脂肪酸。还根据第一个双键所在的位置不同将多不饱和脂肪酸分为 ω_3 和 ω_6 脂肪酸。亚油酸、花生四烯酸为 ω_6 脂肪酸，亚麻酸、甘碳五烯酸为 ω_3 脂肪酸。

　　一般地，水产动物脂肪所含的脂肪酸多是不饱和脂肪酸，陆生动物脂肪所含的脂肪酸多为饱和脂肪酸，植物性脂肪中主要含不饱和脂肪酸且在常温下为液体，如棉籽油、花生油。

　　脂肪的主要生理作用为氧化供能，10 g 脂肪在体内完全氧化产热为 37.7 kJ，比等量糖和蛋白质产热多 1 倍以上，是人体的主要贮能物质。机体正常饮食（即理想饮食）的总热量约有 20%~30% 由脂肪供给。脂肪在机体内常处于分解（供能）和合成（贮能）的动态平衡之中。如果人体摄能过多、饮食过剩，其中的糖、蛋白质都可最终转化为脂肪贮存体内，这时贮能大于供能，长此以往，人就会发胖。另外，脂肪尚有维持机体体温稳定和保护内脏器官等作用。饮食中的脂肪，尚有改善食物感官性状、促进食欲、延缓胃排空、增加饱腹感等作用，并参与脂溶性物质和脂溶性维生素的吸收。

　　同必需氨基酸一样，必需脂肪酸在体内不能合成，必须由食物供给，常见的有亚油酸、亚麻酸、花生四烯酸。

各种食物，均含有脂肪，不过含量因食物类别而异。谷类脂肪含量少，蔬菜中含量更少，而大豆、坚果及一些植物的种子中含量较多。如前所述，它们所含的脂肪酸多为不饱和脂肪酸。动物脂肪含量最多的食物为肥肉、骨髓，达90%。其次有肾脏、肠系膜等，鱼类、乳类脂肪含量差别较大。动物大多数内脏的脂肪含量也不很高，它们所含的脂肪酸多为饱和脂肪酸。

众所周知，高脂血症是机体几乎所有重要脏器动脉粥样硬化的危险因素。糖尿病患者体内存在着糖、蛋白质、脂肪代谢紊乱，特别是控制不良者尤为严重，表现为总胆固醇（TC）、三酰甘油（TG）、低密度脂蛋白（LDL）、极低密度脂蛋白（VLDL）升高和高密度脂蛋白（HDL）降低，再加上糖尿病患者常有的肥胖、高血压，以及其他因素如吸烟、高热量饮食、低纤维膳食、体力活动少等，使得糖尿病患者心、脑、肾血管病变的发生率、死亡率明显高于非糖尿病患者。因此，纠正其体内脂代谢紊乱在糖尿病治疗过程中起重要作用。

饮食治疗是纠正脂代谢紊乱的主要方法之一。限制胆固醇和饱和脂肪酸能明显降低血中的胆固醇水平。研究还表明，饮食中过多摄入脂肪可强烈刺激胰岛素分泌，产生高胰岛素血症，特别是肥胖患者更为明显，加重患者胰岛素抵抗，使病情和血脂异常加重。

对于正常人，由于地区、生活水平、传统饮食习惯的不同，各个国家和地区脂肪摄入量差别也很大。我国脂肪摄入占总热量的 30% 以下，属于低脂肪饮食。目前尚无明确的最低每日脂肪需要量，也就是说，人体每日最少摄入多少脂肪（必需脂肪酸除外）量尚无定论，这可能与人体自身能动员脂肪分解有关。

对于糖尿病患者及中老年人，尤其是肥胖、高脂血症患者，食物中脂肪、胆固醇含量均应适当限制。目前国际糖尿病学会和心脏病学会共同推荐的饮食方案：每天胆固醇的摄入量不超过 300 mg，脂肪的摄入量占总热量的 25%~30%，其中饱和脂肪酸严格控制在总热量的 10% 以下，多不饱和脂肪酸的摄入量适当增加。前者与后者之比小于 1，即饱和脂肪酸（SFA）/ 多不饱和脂肪酸（PUFA）值小于 1。据此，每天的脂肪总量控制在 40~80 g（包括烹调用油约 25 g），而选择合理的脂肪种类更为重要。

大量摄取胆固醇和 SFA 与冠心病的高死亡率明显

相关，已成为不争的事实，而增加 PUFA 摄入可以降低冠心病的死亡率，特别是增加亚油酸（ω_0-PUFA）摄入可明显降低胆固醇含量。大量摄入亚油酸尚有降低 TC、LDL，辅助降血压、抗凝等作用。但另一方面，大量摄取 ω_6-PUFA 也可降低 HDL 水平，如果长期大量摄入可引起胆囊结石，同时对机体的免疫系统有抑制作用。因此，近年来，大量摄取亚油酸的情况逐渐减少。

关于 ω_3-PUFA，已如前述，主要包括亚麻酸、廿碳五烯酸和廿二碳六烯酸，主要存在于鱼油中。临床流行病学研究发现，在沿海地区，饮食中长期含有较多鱼类，居民中冠心病的发病率和死亡率明显偏低。每天摄入 35 g 鱼类，长期坚持，就可使冠心病的死亡率降低 50%，并可降低血中 VLDL、LDL 和升高 HDL，抗血小板聚集，抗血凝，降血压等。另外，研究还表明，正常的胰岛素也需要 ω_3-PUFA 参与才能发挥作用，否则可诱发胰岛素抵抗，并导致高胰岛素血症和糖尿病及其慢性并发症的形成。因此，长期摄入 ω_3-PUFA，有助于防治心血管疾病、糖尿病及其慢性并发症的发生发展。

对于单不饱和脂肪酸（MUFA），以往认为大量摄入没有降血脂作用，但欧美大规模临床流行病学研究表明：长期大量摄入 MUFA 具有降低血中 TC、TG 和 LDL 作用，并不逊于 PUFA。对 HDL 影响不大，这样避免了长期摄入 ω-PUFA 的缺陷和顾虑，同时亦可防治糖尿病心血管并发症，并扩大了糖尿病患者的食源。

总之，糖尿病患者体内可能存在严重的脂代谢紊乱，与糖尿病各种心脑肾血管并发症的发生发展密切相关。饮食疗法是调节血脂的重要手段之一，通过适当控制食物中脂肪的摄入量，尤其是通过调节各种脂肪酸的摄入比例，可有效地降低血脂。现认为，糖尿病患者每日脂肪摄入量应占总热量的 25%~30%，应限制 SFA 和 PUFA 的摄入量，使其分别占总热量的 10% 以下，最好控制在 6%~8%，使 PUFA/SFA $\geq$ 1，其余脂肪全部由 MUFA 补充，每日胆固醇摄入量控制在 300 mg 以下。

五 膳食纤维的合理摄入

在植物性食物中，人胃肠道不能消化的物质，统称为膳食纤维。根据水溶性不同，膳食纤维可分为两大类，即不可溶性纤维和可溶性纤维。

1. 不可溶性纤维

不可溶性纤维包括纤维素、木质素和某些半纤维素。纤维素广泛存在于植物细胞壁中，不溶于水。木质素存在于谷物、蔬菜和水果中。

2. 可溶性纤维

可溶性纤维包括果胶、琼脂、树胶，可贮存的多糖及某些半纤维素。

近几年来，随着研究的深入，膳食纤维与人体健康的关系日益受到重视，糖尿病、动脉粥样硬化性疾病、便秘、大肠癌、胆石症等均与膳食纤维的摄入不足有一定关系。膳食纤维被誉为继糖、蛋白质、脂肪、水、矿物质和微量元素之后的第七种营养素，是人类膳食中必不可少的组成成分。

膳食纤维具有多种生理功能。在口腔内，它能增加咀嚼动作，进而刺激唾液及胃酸的分泌。而其主要的生理功能表现在胃与小肠之后，因膳食纤维种类不同，所以它们在消化道内发挥的作用也有不同。

（1）改变食物在胃肠道内的转运时间。可溶性纤维及部分半纤维素吸水膨胀后，在胃肠道内形成凝块，经凝胶过滤系统，在小肠内延迟营养物质的消化吸收，延长食物通过胃肠的时间，但可缩短结肠排空时间。

（2）增加粪便排出量和导泻作用。主要由于食物纤维吸水导致粪便体积增加。一般摄入 1 g 的膳食纤维可增加 2~20 g 的粪便。可溶性膳食纤维比不可溶性膳食纤维容易分解，相对来说增加排便量的功能就弱。由于膳食纤维在结肠内分解时产生大量脂肪酸，从而作为渗透性泻剂产生导泻作用，起到缓解便秘症状，而且不可溶性纤维的缓泻作用较可溶性纤维佳。

（3）增加胆盐排出。膳食纤维，尤其是可溶性纤维，可吸收或摄取胆汁酸，增加胆盐及胆固醇的排泄，阻断胆盐和胆固醇的肝肠循环，干扰小肠微胶粒的形成，最终减少脂肪的吸收。因此，膳食纤维有辅助降低血脂的作用，并可防治胆结石。

（4）保护肠上皮作用。膳食纤维保护肠黏液细胞，促进排便，减低肠腔内压，预防、缓解痔疮和结肠憩室的作用，并能减少有毒物质和肠黏膜的接触面积或缩短接触时间，起到解毒、防癌的作用。

（5）减肥和辅助降压作用。糖尿病的发生发展与膳食纤维的摄入量密切相关。无论是发达国家还是发展中国家的流行病学都证实，低纤维、高脂肪膳食可增加糖尿病的患病率，高纤维膳食则对糖尿病及其慢性并发症的发生发展有防治作用。因此，有学者提出了膳食纤维缺乏导致糖尿病的假说。1987 年，美国糖尿病学会正式向患者推荐了高纤维膳食，并指出：高纤维膳食可导致血糖的明显降低及对胰岛素敏感性增加，必须注意调整好胰岛素用量。

国外主要采用果胶、瓜儿豆胶及豆类纤维为主的可溶性纤维治疗各种类型糖尿病，收到了满意效果。国内主要研究了魔芋食品的降糖、降脂作用。魔芋主要产于四川省，是一种多年生草本块茎植物，是一种半纤维素，有降糖、降脂作用，同时又能减肥、通便、抗饥饿，加入食品中无异味，色泽正常，口感尚可，可望成为理想的高纤维食品。

有人还发现高纤维膳食尚有残余效应，例如，当早餐为高纤维膳食时，午餐后仍有降血糖作用。是否如此，有待临床进一步研究证实。

任何事物都具有两面性。毫无疑问，高纤维膳食亦有其不良的副作用，主要是胃肠道反应，有腹泻、腹胀、胃肠胀气、腹痛和厌食，逐步缓慢增加纤维摄取量能减少这些副作用的发生率。多数患者的上述症状是一过性的，连续食用一周内能自行消失。如持续存在，可考虑暂停。少见的严重副作用有纤维粪石生成导致肠梗阻，需要手术治疗，尤其是老年人更要慎重，应提倡逐步加量，同时多饮水，补充适当的维生素类。

关于主要食物中纤维的含量，略述如下：

不可溶性纤维主要见于谷物的麸皮，如麦麸、玉米麸、小麦全粉、糙米以及水果、蔬菜及豆类因此，提倡吃粗粮，水果最好生吃，不必削皮。适当增加蔬菜摄入，防止一味吃精细加工的食品。可溶性纤维主要见于豆类、水果、蔬菜，常见的有山楂、胡萝卜、大白菜、南瓜等。如前所述，魔芋食品中半纤维素占干重的50%，被研究者普遍看好。

国际糖尿病学会推荐的膳食中，膳食纤维日摄入量为40~60g，并指出增加可溶性纤维的摄入量。我国人均膳食纤维日摄入量则为20g左右，因此有必要大力宣传膳食纤维的重要性。最后再强调，膳食纤维与食物同时摄入才能发挥最好的疗效。

六　维生素的合理摄入

维生素是维持机体正常生理功能的一类低分子有机化合物，在体内不能合成或合成量甚少，必须由食物供给。维生素可分为脂溶性和水溶性两大类。前者包括维生素A、D、E、K，在食物中与脂类共同存在。水溶性维生素包括维生素C及B族维生素，其中B族维生素又包括维生素 B_1、维生素 B_2、维生素 B_{12}、叶酸、生物素、泛酸和烟酰胺。我们在这里着重介绍几种与糖尿病及其并发症相关的维生素。

1. 维生素 C

维生素 C 又称抗坏血酸，易氧化，在酸性环境中稳定。铜有促进其氧化的作用，烹调时最好避免用铜锅。维生素 C 在体内主要以还原形式存在，体内不能合成，必须由体外补充。在新鲜蔬菜、水果、野菜、野果中维生素 C 含量丰富。蔬菜贮存时间过长，维生素 C 损失明显增多，如菠菜贮存 2 天，维生素 C 损失 2/3。另外，需要提及的是，维生素 C 以口服药片补充的效果比食物中摄取的要差，长期服用比一次服用效果要优。成人每天需要 60 mg 维生素 C。但研究提示，糖尿病患者体内维生素 C 明显缺乏，必须加量摄入才能维持正常的血浓度。要发挥其抗氧化作用，每日维生素 C 摄入量应增至 150 mg。还有人认为，要发挥抗氧化、抗衰老、抗癌作用，每日摄入量应在 1 g 以上。维生素 C 预防及治疗糖尿病慢性并发症的机理：①清除体内自由基。②与葡萄糖竞争和蛋白质结合，降低糖基化蛋白水平。③大剂量维生素 C 抑制醛糖还原酶的活性，减少组织细胞内山梨醇生成。④调节体内前列环素、血栓素 A_2 的比例，抑制血小板聚集，改善微循环。⑤辅助降血脂、降血压作用。

2. 维生素 E

维生素 E 亦称生育酚，可分为 α、β、γ、δ 四种类型。α 生育酚的活性最高，自然界分布最广。通常以 α 生育酚作为维生素 E 的代表，其对热、酸稳定，对碱、氧不稳定，在玉米油、黄豆油、麦胚油中含量较多，动物食品中含量低。维生素 E 及其脂的吸收率仅占摄入量的 30%，摄入量与吸收率呈负性关系，在体内主要贮存在脂肪组织、肝及肌肉组织中，血浆浓度约为 10 mg/L。正常人每天维生素 E 的需要量为 35~45 单位。维生素 E 的抗氧化作用主要有三个方面，即清除自由基、阻断脂质过氧化、增加谷胱甘肽过氧化物酶和过氧化氢酶的活性。学者推荐达到上述作用的日摄取量必须在 1 000 单位以上，目前尚未发现大剂量摄入维生素 E 对人体的危害作用。

3. 维生素 A 和类胡萝卜素

维生素 A 主要存于动物的肝脏、鱼肝油、鱼卵、奶油和禽蛋之中。植物中不含维生素 A，但含有可以转变成维生素 A 的类胡萝卜素。维生素 A 日摄入量以 1 200~1 300 μg 较适宜，其体内作用主要与视觉有关，严重缺乏可导致夜盲症，它同样也具有抗氧化、抗癌作用。

综上所述，糖尿病患者通过体外补充，并适当增加每天的维生素摄入量，不仅对生理来说是必要的，而且十分有利于糖尿病及其各种慢性并发症的控制和预防。

七 微量元素对糖尿病的影响

1.铬与糖尿病

铬是人体必需的微量元素，确切地讲，只有三价铬（Cr^{3+}）才是人体必需的微量元素，无机铬难以吸收，几乎没有营养价值。铬的吸收部位主要在空肠和回肠上部。铬是唯一随年龄增长而体内含量下降的金属，因此，老年人常有缺铬现象。

铬的主要作用：①三价铬与烟酸和（或）氨基酸形成复合物，即葡萄糖耐量因子（GTF），调节胰岛素与细胞膜上的胰岛素受体之间生物活性效应，使胰岛素充分发挥作用，还可激活有关生物酶，从而加速糖的代谢。因此，缺铬时，胰岛素生物活性降低，糖耐量减低，甚至发生糖尿病。临床研究还显示，铬对于糖尿病患者，特别是 NIDDM 患者，可恢复外周组织对胰岛素的敏感性，缓解患者的高胰岛素血症，防治糖尿病的并发症。②降低血脂及预防动脉硬化。

Rabinowity 等观察到胰岛素依赖型糖尿病患者比正常人尿铬增多，缺铬者常伴有血管病变，与动脉硬化有一定关系。同时，缺铬后，血内脂肪及胆固醇增高，出现动脉粥样硬化的病变，若予以高铬饮食，动脉粥样硬化病变发生率很低。③影响蛋白质代谢。研究提示铬在核酸的代谢或结构中发挥作用，缺铬动物的生长发育停滞。

铬在啤酒酵母、野生动物体内、家畜的肝脏、牛肉内的含量高、活性大，经过精细的食品加工，食物中的铬锐减是目前人类缺铬的主要原因。目前多数人的铬摄入量偏低，美国建议成人日摄入量为 50~200 μg。

2. 钒与糖尿病

钒是人体必需的微量元素之一，其四价和五价离子有显著的降糖作用，但如果摄入量过多会引起中毒，其中职业因素多见。一般认为日钒需要量为 3 μg。钒的降糖作用与胰岛素分泌无关，可降低动物体内的胰岛素水平，对 1 型糖尿病和 2 型糖尿病均有效，特别适用于严重胰岛素抵抗、高胰岛素血症者。钒亦可抑制体内蛋白质和脂肪的分解，促进其合成，并促进生长和降低血脂。最后，我们还要重视钒的毒性：水溶性钒比不溶性钒盐的毒性强，其中以五价钒的毒性最强，表现为对神经、造血、心血管、呼吸及肾的严

重损害，严重者可致死。因此，如何趋利避害是目前
学者研究的重点之一。

3. 硒与糖尿病

1975 年，我国学者首次证实硒为人体的必需微量
元素。硒具有抗氧化、抗衰老、促进生长、解毒、抗
癌、提高免疫力等作用，对于糖尿病患者具有保护 β
细胞的作用。其抗癌作用是目前研究的热点。一般动
物内脏含硒量较高，含硒量高的食品依次为鱼类、肉
类、谷类和蔬菜。我国推荐成人硒每天供应量为 50 μg。
目前含硒药物及食品已相继上市，疗效有待观察。

4. 锌与糖尿病

1938 年就有学者发现糖尿病患者胰脏内含锌量
少于正常人的 25%~50%。锌能使胰岛素的作用延长。
锌缺乏也可能与糖尿病患者动脉硬化和骨病变有关，
因为补锌后症状及病理变化均有好转，推测可能是通
过锌的辅酶的变化，导致糖和脂肪代谢紊乱。成人每
日需锌约 15 mg，孕妇和乳母加 5 mg。动物食物含锌
丰富且吸收率高，尤以牡蛎、鲱鱼为最。

5. 碘与糖尿病

碘能促进胰岛素分泌，促进葡萄糖和脂肪酸在肝
脏、脂肪、肌肉组织的代谢和利用，从而发挥其降血
脂、降血糖的作用。

八　糖尿病患者饮食计算法及注意事项

糖尿病患者饮食计算法可分为三种，即细算法、粗算法和主食固定法。一般讲，细算法准确精细，但较烦琐；粗算法简单明了，但较粗略；主食固定法方便易行，但针对性差，疗效不易把握。患者可根据自己的文化程度、职业特点、生活状况、经济条件等具体情况考虑选用可行的计算方法，但在开始阶段最好详细咨询医生。现将上述三种方法介绍如下：

（一）细算法

按患者的性别、年龄、身高、体重及劳动情况，计算每日所需热量的焦数和碳水化合物、蛋白质及脂肪的克数。

[例] 男性，50 岁，身高 170 cm，体重 65 kg，轻体力劳动。

标准体重 = 身高（cm）-105=170-105=65 kg。

$$肥胖度 = \frac{实际体重 - 标准体重}{标准体重} \times 100\% = \frac{65-65}{65} = 0$$

该患者的体重属于理想体重。

总热量按每日每千克体重摄入 125.5 kJ 计算，则每日所需总热量为：

理想体重 65×125.5=8 157.5 kJ

总热量分布：

碳水化合物占总热量的 60%，为 4 894.5 kJ，折合碳水化合物 287.5 g。

蛋白质按 1.0 g/kg 计算，为 65 g，产热 1 088.4 kJ，约占总热量的 13%。

脂肪约占总热量的 27%，即 2 202.5 kJ，折合脂肪 60 g。

因此，该患者每日应摄取碳水化合物 288 g，蛋白质 65 g，脂肪 60 g。

总热量的三餐分配，早、中、晚按 1/5、2/5、2/5 计算，则三餐的热量摄入分别为：1 631.5 kJ、3 263 kJ、3 263 kJ，按照每餐均有碳水化合物、蛋白质和脂肪的原则，三餐中三大物质分配比例如下。

早餐：碳水化合物 58 g、蛋白质 13 g、脂肪 12 g。

中餐：碳水化合物 116 g、蛋白质 26 g、脂肪 24 g。

晚餐：同中餐。

最后，参照食物成分表，将各餐热量换算成相应食物即可。

以下列出常见食物成分（为方便记忆，采用大约数），重量单位均为100 g，所含成分均依次为：碳水化合物、蛋白质、脂肪（单位均为 g）。

玉米面、米、面粉：75、10、0；

瘦猪肉：0、20、25；

豆腐干：5、20、5；

黄豆：25、35、20；

菜（一般）：3、1、0；

油：0、0、100；

鸡蛋：0、5、4。

（二）粗算法

1. 肥胖糖尿病患者饮食

超过标准体重20%者称为肥胖。肥胖糖尿病患者应严格采取低碳水化合物、低脂肪及高蛋白饮食，同时增加体力活动，每日可给主食200~300 g；副食中蛋白质 30~60 g、脂肪25 g。

2. 糖尿病普通饮食

本法适用于一般健康状况好、体重正常的糖尿病患者。轻体力劳动者每日主食250~400 g、重体力劳动者每日主食400~500 g；副食品中蛋白质 30~40 g，脂肪50~60 g。

3.高蛋白糖尿病饮食

本法适用于儿童、孕妇、乳母、营养不良和有消耗性疾病者，每日主食 250~400 g，副食中蛋白质 50~60 g。

（三）主食固定法

根据体力劳动的需要，将每日三餐中的主食固定（250~500 g/d），所吃的副食与家庭其他成员相同，有条件时可稍多些。每日各餐之副食品种可更换，但要保证副食的数量及质量要大致稳定。

糖尿病患者饮食治疗的注意事项大致有以下几个方面：

（1）对糖尿病要有一个正确的认识。糖尿病是一种终身性疾病，既不能悲观绝望、自暴自弃、放任不管，也不能急功近利、听信片言、盲目投医，要对糖尿病治疗抱有坚定的信心，要有持之以恒的毅力，这样才能收到满意的效果，才能获得和正常人一样的生活质量。

（2）饮食中的主副食数量应基本稳定。生活不规律、饮食不定时，易引起血糖的变化。偶然出现低血糖，可服用少量糖果或糖水予以缓解，但如果经常出现低血糖，应咨询医生，进一步查找原因或调整饮食或调整药物。

（3）体育锻炼不宜空腹。工作量或劳动量增加时，要考虑适量加餐。

（4）在总热量摄入不超标的前提下，多吃富含纤维素、维生素的粗粮是必要的，大豆类食品及植物油对糖尿病患者有益。另外，保持饮食中各种能量物质的大致比例也不容忽视。一般调味品可以随意，但以清淡为宜。

（5）要充分重视零食对血糖水平的影响，有时甚至是糖尿病控制不佳的主要原因，这需要教育，更需要意志，不应刻意限制含糖较少的水果摄入，但不宜常吃。

（6）禁酒、禁烟。烟酒对疾病本身和治疗都是不利的。

（7）要养成良好的生活习惯，注意个人卫生。

（8）要避免外伤，穿戴应宽松，不宜穿硬底或带钉子的鞋。冬季要注意保暖，避免冻伤。合并有末梢神经损害的患者更应注意，因为一旦出现破裂伤等，很难愈合。

（9）饮食要遵循糖尿病饮食的一般原则，又要注意饮食个体化。根据季节、饮食习惯、市场供应情况选择食品，既能治疗疾病，又能保证生活质量，增强战胜疾病的信心。

九　糖尿病特殊患者的饮食治疗

（一）肥胖患者的饮食

肥胖可分为两种，即增生性肥胖和肥大性肥胖。前者是指脂肪细胞数目明显增多，多在青少年时期发生；后者是指原有脂肪细胞的肥大，多在成年人发生。一般来说，增生性肥胖疗效不佳，减轻肥胖贵在持之以恒，不能一曝十寒，否则徒劳无功。必须同时明确：减肥的初始一段时间，体重往往下降得比较快，这是由于肌肉组织蛋白分解丢失较多，水分随之丢失的缘故。随之以后，体重变化不甚明显，这是由于机体适应后，负氮平衡缩小，再加上饮食中有足够的优质蛋白，且能耗主要由脂肪提供，这样体内蛋白合成增加，贮脂减少，体重总的变化就小了。

根据不同的情况，可分为低热量平衡饮食、极低热量饮食、减食疗法。

1. 低热量平衡饮食

低热量平衡饮食即低碳水化合物、低脂、足蛋白质。也就是说，蛋白质必须足以保证人体组织细胞修复与重建以及正常生理功能的必需；碳水化合物应严格限制以减少贮脂。脂肪热量高、饱腹感强，又需要其提供必需氨基酸，应适当限制。临床实践表明，能量限制以每日 6 279 kJ 为宜。

2.极低热量饮食

极低热量饮食即以高蛋白、高纤维的蔬菜类饮食为主，每天热量摄入 1 674~3 348 kJ。这仅适用于重度肥胖及采用低热量平衡饮食无效的患者。在治疗前，排除重要脏器的严重疾患是必要的，否则不宜使用此种疗法。此疗法的副作用有头痛、腹部不适、乏力、恶心、脱发及月经不调等。

3.减食疗法

减食疗法即间歇性饥饿疗法。对于明显肥胖者应用极低热量膳食效果不佳时，可考虑用此方法，即在原低热量饮食基础上，每周禁食 1~2 天，可以饮水。但应当说明的是，因禁食减少的热量，不能额外补偿，否则疗效较差。

（二）糖尿病妊娠患者的饮食

糖尿病妊娠患者血糖水平波动较大，早期易出现低血糖，晚期易出现高血糖。饮食需注意以下方面：

（1）保证母体和胎儿生长发育，保持孕妇体重合理增加。妊娠的前四个月，能量供应基本与妊娠前相同，妊娠的后五个月，每月能量可增加 1 255.8 kJ。注意优质蛋白、矿物质（Ca、P、Fe）和维生素的增加，水肿倾向严重者应限制钠盐的摄入。体重每月增加不宜超过 1.5 kg，妊娠期间体重增加不宜超过 10 kg。

（2）饮食要规律，三餐要定时。妊娠反应明显者，可选食清淡食品，并注意减少降糖药物用量，可适当考虑加餐。

（3）对肥胖妊娠者，不宜减肥饮食，以免影响胎儿发育。

（三）儿童糖尿病患者的饮食

儿童糖尿病患者基本上是 IDDM 型，食疗应注意以下几点：

（1）在糖尿病食疗原则的前提下，能量及各种营养物质要充分，不应过分限制，以保证生长发育需要。

（2）脂肪供应，尤其是动物脂肪要严格限制，以防酮症及心脑血管病的过早发生。

十 糖尿病的常用食物及营养价值

糖尿病患者饮食中，营养物质的摄入比例及其大致分布在以前有关章节已有叙述，本节主要从日常生活的角度对糖尿病患者宜选用且生活中常见的食物作一简单介绍，不再作细致的分类，以求简明实用。

1. 糯米

糯米又称江米。性温。功效为补中益气，温脾暖胃，止泻止汗。主治脾胃气虚、消渴、自汗、反胃呕逆、消化不良、小便频多、便溏泄泻。多食生内热，不易消化，伤脾胃，宜少吃。每 100 g 糯米含蛋白质 8 g，脂肪 1 g，碳水化合物 80 g 以及少量 Ca、P、Fe、维生素 B_1、维生素 PP。

2. 粳米

粳米又称大米。性平。功效为补中益气，健脾胃，清肺热，消渴，止泻。主治消瘦、消渴、食欲缺乏、泻下、脾胃气虚。常煮粥食用。久存止泻健胃、消渴作用更佳。每 100 g 粳米含蛋白质 7 g，脂肪 1.2 g，碳水化合物 77 g 及少量矿物质和维生素。

3. 小麦

小麦性味甘，微寒。功效为滋阴益气，清热止渴，安神，止泻。主治夜卧不宁、精神恍惚、神疲气短、盗汗。小麦是人们的主要粮食之一。每 100 g 小麦含蛋白质 10 g，脂肪 1.8 g，碳水化合物 75 g，还有淀粉酶，B 族维生素。治疗糖尿病时，麦麸、面粉

（4：6）拌和鸡蛋，做发糕饼，初用每日500 g，后减量，长用有效。

4. 燕麦

燕麦又称雀麦、野麦。性味甘温。功效为补虚损。用于体虚自汗，肺结核食疗。其氨基酸含量丰富，营养价值高，富含纤维及植物蛋白，可降低血胆固醇，对血糖影响较小，是糖尿病患者的理想食品，常加工成燕麦片。

5. 玉米

玉米又称苞谷、苞米。性味甘平。功效为健脾胃。用于治疗脾胃虚弱。营养价值高，并含有较多的不饱和脂肪酸，具有降血脂、降血糖、抗动脉硬化、防癌等作用，是糖尿病患者的食疗佳品。治疗糖尿病时煎服即可。

以上食物常制作的食谱有：八宝粥、焖饭、鸡蛋炒饭、刀削面、热干面、素馅水饺、天津包子、荞麦鸡丝汤面、鸡蛋小麦汤面、玉米面窝头等。

6. 大豆

大豆又称黄豆。既是主要粮食作物，又是油料作物。大豆富含大豆球蛋白，必需氨基酸含量高，蛋白含量在40%~50%，有植物肉之誉。如进一步合理加工（如制成豆腐），蛋白质的消化吸收率可达

90%~100%。脂肪含量18%~20%，不饱和脂肪酸含量达85%，极利于降血脂。碳水化合物含量25%~30%。血糖指数极低，对餐后血糖影响很小，非常适合糖尿病患者食用。此外，大豆亦含有丰富的矿物质、微量元素、维生素、膳食纤维。中医认为其性味甘平，为滋养强壮药，有长肌益颜、填髓加力、补虚健脾功效。食用时宜煮熟，不宜生食、多食，否则易腹胀、恶心、呕吐。

黄豆芽、豆腐、豆浆等均为大豆的加工品，它们避免了直接食用大豆的不利方面，如腹胀满、蛋白消化吸收率低等副作用，极大地提高了大豆的生物利用价值和美食作用。

常见的食谱有白菜烩豆腐、笋尖焖豆腐、家常豆腐、清蒸豆腐、榨菜豆腐汤等。

7. 豇豆

豇豆又称豆角、长豆。性味甘咸平。功效为补中益气，健脾补肾。熟食可治消渴、多饮、多尿、泄泻。糖尿病体弱者可常食。带壳豇豆煎服，可用于糖尿病烦渴、多尿的治疗。其富含铁质，炒煮汁液略黑，是其营养价值的一部分，不应弃去。

常用的食谱有素炒豇豆、凉拌豇豆、肉片炒豆角等。

8. 绿豆

绿豆又称文豆，青小豆。营养价值极高，所含球蛋白与大豆相似，而含脂肪量较大豆低，有降低胆固醇、LDL、解毒、保肝等作用。常见的绿豆制品有绿豆芽、粉皮。绿豆富含矿物质、维生素及膳食纤维。中医认为绿豆能利尿明目，活血解毒，祛风除热。主治黄疸、水肿、胀满、肾虚、风毒。糖尿病患者饮用绿豆煮汁饮，有辅助疗效。常用的食谱有绿豆沙、炒豆芽、绿豆糕等。

9. 豌豆

豌豆又称青小豆、寒豆、回回豆等。其秧苗可作蔬菜，种子可食用，磨粉可做面食。糖尿病时，可用青豌豆苗煮食或榨汁饮用。常见食谱有鲜蘑炒豌豆、肉炒豌豆、炒豌豆尖、豌豆苗饮。

10. 花生

花生又名长生果、落花生。营养价值极高，脂肪含量在40%~50%，花生油中不饱和脂肪酸占80%，并含有卵磷脂和脑磷脂。蛋白质含量为25%~30%。还含有维生素PP、维生素K及丰富的矿物质。具有降血脂、降血压、增强记忆、促进发育等作用。中医认为花生能益气健脾，补血止血，润肺化痰。糖尿病并发高脂血症时可选用干花生壳适量水煎，曾有人报道降脂作用满意。需要提及的是花生霉变可产生致癌作用甚强的黄曲霉毒素，此时绝勿食用。

11. 白菜

白菜主要有大白菜、小白菜，营养丰富，含有大量的维生素、矿物质及膳食纤维。性味甘，微寒。功效为清热生津，通利二便，解毒宽胸。糖尿病患者多食白菜，尤其绿色小白菜可以治疗烦渴、饥饿不解。冬贮白菜，保管不善易腐烂，食后可中毒，不宜食用。常见的食谱有醋熘白菜、笋尖焖白菜、芝麻酱白菜心、西红柿炒大白菜等。

12. 菠菜

菠菜富含铁、钙、磷、维生素 A、维生素 C、维生素 K、维生素 D、叶酸和胡萝卜素，并含有丰富的膳食纤维。具有降低胆固醇，促进消化等作用。其性味甘平，微凉，滑利。具有滋阴养血，润燥滑肠，开胸调中之功效。糖尿病时可选用鲜菜根、鸡内金适量煎服，食量过多易腹泻。常见食谱有拌菠菜、烩酸菠菜等。另外，在我们日常食谱中亦往往见到菠菜炖豆腐，二者合用时最好先将菠菜在开水中过一下，除去草酸，这样以免形成草酸钙，有利于营养物质的吸收。

13. 芹菜

芹菜分水芹、旱芹，旱芹又称药芹，有降压、降脂、利尿、抗感染、抗衰老作用，常食有利于糖尿病患者的糖代谢，并防治并发症。患者可选用鲜芹菜汁口服。常见的食谱有凉拌芹菜、芹菜炒淡菜、芹菜炒蛤蜊肉。

14. 大蒜

大蒜除含有一般的蛋白质、碳水化合物、维生素、矿物质以外，还含有大蒜素、大蒜新素，具有较强的杀菌作用。此外还有降低血清胆固醇、三酰甘油、降压、降糖、减少胰岛素用量、抗癌等作用。由于大蒜辛辣，对消化道有刺激作用，患消化性溃疡、慢性胃炎的患者慎食。食谱有大蒜炒鳝鱼片、大蒜鲇鱼煲。

15. 洋葱

洋葱与大蒜有相似之处，具有辅助降血脂、杀菌作用。临床实践还表明，洋葱具有降糖作用，对于糖尿病患者有益。食谱有洋葱炒黄鳝、洋葱炒肉片。

16. 胡萝卜

胡萝卜又称红萝卜，含糖量高于常见蔬菜。富含胡萝卜素，其他尚含有糖、维生素、氨基酸及少量的黄体酮。具有降脂、降血压、改善心脏供血、抗癌及辅助降血糖作用。食用时宜油炒或与肉类同煮，不宜加醋。

17. 竹笋

竹笋性味甘寒。常用于高血压、糖尿病患者的辅助治疗。

18. 冬瓜

冬瓜性味甘寒。其皮能利水、消肿，肉瓤能清热化痰、治疗消渴，并且其含糖量、含钠量均较低，常用于治疗糖尿病、肾脏病。糖尿病时可饮用冬瓜汁，亦可冬瓜去皮煮汤。

19. 南瓜

南瓜含有丰富的氨基酸、维生素、淀粉、矿物质及纤维素，但尤以果胶含量最多。具有降压、降糖、降脂作用。糖尿病患者可常服南瓜粉，每天服用 25~35 g。

20. 苦瓜

苦瓜性味苦寒。功效为清热解毒。主治烦渴多饮，热病发热。具有降糖、抗癌作用。糖尿病患者食用苦瓜非常有益。治消渴时，可用鲜苦瓜剖开去瓤，水煎服。食谱有炒苦瓜、苦瓜荠菜瘦肉汤。

21. 茄子

茄子性味甘寒凉。功效为清热解毒，活血消肿，止血。主治痔疮出血，血热便血，口舌生疮。富含维生素PP、膳食纤维，而含糖不高。具有降脂、降压、抗动脉硬化、止血等作用，为糖尿病患者的食用佳品。

22.西红柿

西红柿又称番茄。性味甘酸，微寒。具清热解毒、生津止渴、健胃消食之功效。可用于热病烦渴、胃热口干、不思饮食等。富含维生素、矿物质，生吃可口，并对糖尿病合并心血管、肾疾病有益。

23.香菇

香菇性味甘平。功效为健脾益胃，补气健身。体弱多病者食用可增强体力。含有丰富的矿物质。临床研究表明，香菇有提高免疫力、降脂、降压、抗动脉硬化等作用，同时香菇还能治疗贫血、促进发育、增强记忆。在食疗方面亦是糖尿病患者的有益食品。

24.海带

海带营养全面，尤以含碘量多著名，是地方性甲状腺肿的首选食品，此外还有肯定的辅助降压、降脂作用。糖尿病患者长期食用有助于体内的糖代谢。

25.黑木耳

黑木耳为天然滋补佳品，营养丰富，含有较多的膳食纤维、铁、卵磷脂、脑磷脂。具有降脂、降压、抗凝等作用。久食可耐饥饿，可解糖尿病患者易饿之苦。

26. 梨

梨种类较多，性味甘寒。功效为生津止渴、化痰止咳、清热泻火、养阴润肺等。营养成分主要含有碳水化合物、维生素和有机酸。碳水化合物以果糖为主，餐后血糖影响较小，适宜于轻型糖尿病患者食用，但不推荐常吃。

27. 苹果

苹果对于糖尿病患者其价值与梨基本相似，不再赘述。

28. 山楂

山楂亦称红果、山里红。性味酸甘，微温。常用于消食化积、活血化瘀。富含维生素C、钙、胡萝卜素等。具有促进消化、降压、降脂、抗硬化、改善心脏供血等作用。糖尿病患者长期食用可有助于控制血糖、血脂，减缓并发症。

29. 桃

桃含糖成分以蔗糖为主，葡萄糖、果糖较少，血糖指数较低，矿物质中含铁量较高，此外尚有预防便秘作用。桃仁是常用中药，治疗便秘、半身不遂、咳嗽、喘息。治疗糖尿病时，可用桃树胶加玉米须，按1：2混合煎服。尽管如此，患糖尿病时，特别是糖尿病控制不佳时，桃不宜常吃、多吃。

30. 荔枝

荔枝为果中珍品。中医认为荔枝味甘，微酸，性平偏温。具有生津止渴，补气养血等功效。现代医学分析表明：荔枝含碳水化合物以葡萄糖为主，此外还含有蛋白质、维生素、矿物质、果胶、有机酸等。另外，荔枝中所含的 α-次甲基环丙甘氨酸还具有降血糖作用。糖尿病患者食用可起到辅助降糖作用。有报道称，小儿空腹食用荔枝过多可致低血糖，对于成人还未见到类似报道。现不推荐常吃荔枝，更不推荐食用荔枝治疗糖尿病。

31. 西瓜

西瓜营养全面丰富，含水量高，其中所含碳水化合物以蔗糖、果糖为主，葡萄糖较少，总含糖量在5%以下。血糖指数较小，轻、中型糖尿病可适量食用，不必过分限制，但一定要注意适量。

32. 猕猴桃

猕猴桃营养丰富，尤以维生素C含量最多。可降低血脂，预防动脉粥样硬化，防癌，增强机体免疫力，减缓糖尿病患者并发症的发生发展。

33. 兔肉

兔肉味美，肉嫩，优质蛋白含量高，脂肪含量低，适宜于糖尿病、高血压、冠心病、肥胖者食用。常见的食谱：兔肉健脾汤（兔肉、怀山药、黄芪、党参、枸杞、大枣等）、芝麻兔（黑芝麻、芝麻油、兔肉及佐料等）、兔肉炖豆腐（豆腐、兔肉、少量黄酒及佐料）。

34. 泥鳅

泥鳅性味甘平，具有肉质细嫩，营养价值高等优点。含有丰富的蛋白质、矿物质及维生素A，还可提供钙质，有益于牙齿及骨骼的生长。泥鳅是糖尿病患者有益的食品，此外还可供肝胆疾病患者选择。食谱有泥鳅炖豆腐。

35. 黄鳝

黄鳝，即鳝鱼。蛋白质含量丰富，其他还含有矿物质、脂肪和维生素类。研究发现，黄鳝中含有一种特殊的蛋白质，对糖代谢有双向调节作用，既能降糖，但大剂量时对胰岛素又具有拮抗作用。糖尿病2型患者经常食用有确切辅助降糖作用。食谱有清炒鳝鱼、炖鳝鱼。

36. 海参

海参是饮食佳品，具有较好的补益作用。海参含有蛋白质、矿物质、维生素、多糖及海参素。有降血脂、造血、抗血凝、抗霉菌、抗癌等作用。便溏患者不宜常食。食谱有葱烧海参、海参粥、火腿烧海参。

37. 海蜇

海蜇即水母。常见食用品有海蜇头、海蜇皮。其含碘量高，具有养阴、祛痰、平喘、解毒功效，此外还有降压作用。糖尿病患者长期食用无不良影响。

十一 糖尿病实用药膳

药膳疗法是在中医理论的指导下，采用药物和食物相配合，通过加工烹调后食用，达到防病治病、健身强体之目的。它在我国历史悠久，距今已数千年，古已有"医食同源"及"药食同源"之说。顾名思义，药膳既是美味食品又是中药方剂，兼顾营养与治病。具体地讲，中医对药膳的应用，是根据中医的脏腑学说、经络学说，结合不同人的体质、天时、地理之异，以及疾病的病因、病理、症状，还有中医治疗原则等理论，进行辨证施膳。药膳疗法具有辨证施膳、形性合一、保养脾胃、味脏对应、制作独特、安全方便之特点，经过长期的总结、完善和提高，逐渐形成一门独特的学科。

下面谈几个在应用药膳疗法时，常常碰到的特殊问题，以供读者参考。

1. 关于忌口的问题

忌口就是要忌食那些能使原有疾病加重的食物，即民间所说"发物"。例如糖尿病患者合并皮肤感染时，多食甘温、香燥食品，往往可加重皮肤感染，应予注意。

2. 关于配伍禁忌

配伍禁忌是人们在长期实践过程中的经验总结，很多机理尚未阐明，但在实际过程中曾被证明是真实存在的，现提出一些供读者参考。

龟肉：忌酒、果、苋菜。

羊肉：忌铜、醋、丹砂。

鳝鱼：忌狗肉、狗血。

鳖肉：忌猪肉、兔肉、鸭肉、苋菜、鸡蛋。

鲫鱼：忌芥菜、猪肝。

猪肉：合荞麦食令人毛发脱落。

鲤鱼：忌狗肉、朱砂。

3. 关于食物忌食

饭溲不可食；诸肉非宰杀者勿食；诸果落地者不可食；猪羊疫死者不可食；煮肉不变色者不可食；生料色臭不可食；诸鸟自闭口者不可食；虾煮之白者不可食；蘑菇勿多食；樱桃勿多食；葱勿多食；竹笋勿

多食；木耳色赤者不可食。

4.食物相反

猪肉不可与牛肉同食；牛肝不可与鲇鱼同食；羊肝不可与猪肉同食；鸡肉不可与鱼汁同食；兔肉不可与姜同食；牛肉不可与栗子同食；鸡蛋不可与生葱、蒜同食；鲤鱼不可与犬肉同食；兔肉不可与鸡肉同食；鲫鱼不可与糖同食；猪肉不可与虾同食；猪肉不可与鲫鱼同食；芥末不可与兔肉同食；猪肉不可与鹌鹑同食；野鸡蛋不可与葱同食；枣不可与蜜同食；黄豆不可与猪肉同食；韭菜不可与酒同食；生葱不可与杨梅同食。

下面我们推荐一些供糖尿病患者选用的药膳，推荐的原则：实用、简便、易行、价廉。因为糖尿病药膳的应用是一个渐进缓慢的过程，不可能是一蹴而就、立竿见影的，如果忽视了这一点，也就偏离了我们的初衷，从而也就失去了药膳最大的特点，最终难以收到满意的效果。

1.人参石膏鸡肉汤

人参 30 g，生石膏 90 g，粳米 90 g，鸡肉 200 g，生姜、食盐、味精、葱等适量。配料加适量水煮沸后，文火煮 1~2 小时，调味品加入，分 3~4 次食用。适用于糖尿病患者烦渴多饮、口干舌燥、倦怠乏力、舌红苔少、脉洪乏力、形体瘦弱。

2. 沙参心肺汤

沙参 20 g，玉竹 20 g，猪心、肺各 1 具，葱 50 g，食盐 4 g。配料洗净加入适量水煮沸后，文火炖 1~2 小时，入盐，分 2~3 次食用。适用于糖尿病患者口干口渴、大便燥结、舌红少苔、脉细数等。

3. 杜仲爆羊腰

杜仲 15 g，五味子 5 g，羊腰 500 g，植物油 50 g，生姜、葱、酱油、味精各适量。杜仲、五味子煎煮 40~50 分钟，去渣备用；羊腰去杂，切成腰花，芡汁包裹，油爆炒，调以备用液及调料食用。适用于糖尿病患者肾虚、自汗、神疲乏力。

4. 归芪蒸鸡

炙黄芪 100 g，当归 20 g，仔母鸡 1 只，绍酒 30 g，胡椒粉 3 g，食盐 3 g，味精、生姜、葱适量。空腹净鸡备用，当归、黄芪入鸡腹，调味品加入，将鸡入罐蒸 2 小时左右，再加味精分次食用。适用于糖尿病患者头晕、心悸、乏力。

5. 归参山药猪腰

党参 10 g，当归 10 g，山药 10 g，猪腰 500 g，食盐 3 g，酱油、生姜、葱、麻油、蒜、味精等适量。猪腰去杂，洗净，与药物入水炖熟，后切成片加入调料分 3~5 次食用。用于糖尿病患者心悸、失眠、健忘、自汗、腰膝疼痛。

6. 黄精蒸鸡

黄精、怀山药、党参各 30 g，仔母鸡 1 只，生姜、辣椒、味精、食盐等适量。空腹净鸡，加入其余配料，用笼蒸熟，分次食用。适用于糖尿病患者乏力、酸软、脉虚。

7. 熟地枸杞子炖鼋鱼

鼋鱼 1 只，熟地 15 g，枸杞子 30 g，调味品若干适量。配料洗净炖食即可，汤可饮。适用于糖尿病患者腰膝酸软、耳鸣目眩、盗汗、心潮热、口干舌燥、遗精。

8. 石斛花生米

花生米 300 g，鲜石斛 30 g，食盐、山奈、大茴香适量。共入锅煮食。适用于糖尿病患者口渴多饮、舌燥、消瘦。

9. 桑夏瘦肉汤

夏枯草 20 g，桑寄生 100 g，猪瘦肉 100 g，生姜、味精、食盐、葱、黄酒适量入锅炖食。适用于糖尿病高血压出现面色潮红、头痛头晕、易怒失眠、口干苦、舌红、脉弦数者。

10. 香附红花豆

香附 50 g，红花 25 g，川芎 25 g，黄豆 500 g，黄酒、食盐适量。配料洗净入锅，浸泡 2 小时，煮沸，加酒，文火煨干。黄豆拣出干燥入瓶，分次常食。适用于糖尿病合并冠心病者。

11. 何首乌煮鸡蛋

首乌 100 g，鸡蛋 2~3 个，洗净，水煮即可。汤可饮。适用于糖尿病合并动脉粥样硬化、高脂血症者。

12. 五味子炖鸡蛋

五味子 20 g，鸡蛋 2~3 个。水煮五味子汤炖荷包蛋。适用于糖尿病患者失眠、多梦、健忘、心悸、自汗等自主神经功能紊乱者。

13. 桑寄生老母鸡汤

桑寄生 30 g，红枣 10 g，玉竹 30 g，老母鸡半只，生姜、食盐、味精、葱各适量。配料均洗净去杂，用姜爆鸡后和其余各种放入锅中煮沸，文火再煨 2~3 小时。适用于糖尿病患者肢体麻木、面色苍白、眩晕、筋脉拘挛、脉细弱、舌淡等症。

14. 黄芪川芎兔肉汤

黄芪 60 g，川芎 10 g，兔肉 250 g，生姜、食盐、黄酒、味精各适量。各配料洗净，放入锅中，加水煮熟，文火煨2~3小时。适用于糖尿病患者并发中风，出现口眼歪斜、语言不畅、半身不遂、脉细涩、舌暗淡等。

15.灵芝山药生鱼汤

灵芝15 g，怀山药30 g，生鲤鱼250 g，生姜、食盐、黄酒、味精适量。鱼活杀去杂洗净，和全部用料入锅加水炖煮。适用于糖尿病合并脂肪肝出现大便时溏时结、食欲不振、右肋隐痛、口干舌燥、脉弦细者。

16.土茯苓黄芪猪骨汤

土茯苓60 g，黄芪30 g，猪脊骨500 g，黄酒、生姜、葱、味精、食盐适量。各配料洗净后入锅加适量水，武火煮沸后，文火煮1~2小时即可。适用于糖尿病患者水肿、小便不利、尿蛋白升高、神疲乏力者。

17.龙眼肉桑椹兔肉汤

龙眼肉30 g，桑椹子15 g，枸杞子15 g，兔肉250 g，生姜、食盐、味精、黄酒适量。配料洗净，全部入锅，加水适量炖煮即可。适用于糖尿病并发冠心病心律失常，症见多梦健忘、口干便结、心悸失眠、面色无华、脉细弱等。

18.鲜生地粥

鲜生地50 g，粳米50 g。鲜生地洗净煎煮1~2小时，去渣，入米再煮成粥。适用于糖尿病患者并发肺结核，出现咳嗽、咯血、午后低热、盗汗、口干、乏力等。

19. 山药扁豆粥

山药 30 g，白扁豆 15 g，粳米 20 g。将配料洗净，山药切成片，先将米、豆入锅烧开，待将熟时，加入山药，继续煮熟可食。适用于糖尿病脾胃气阴不足所致口干欲饮、倦怠乏力、气短懒言及便溏等。

20. 竹叶粥

石膏 100 g，竹叶 50 g，粳米 50 g。竹叶洗净与石膏一起入锅，加入足量的水，熬半小时，澄清凉后，取上清汁再兑水加米煮成粥。适宜于心烦失眠、大便秘结、口干渴者。

21. 珍珠母粥

珍珠母 100 g，粳米 50 g。珍珠母洗净后，加水煮半小时，留汤加水入米煮成粥。适宜于糖尿病并发感染所致发热、失眠、舌红、苔黄、脉数有力等。

22. 生地黄汤

鲜生地黄 250 g，粳米 70 g，蜂蜜少许。生地黄细切，反复煮两遍，取第 2 遍药汁 100~200 mL 加入已煮好的米粥，再调入少许蜂蜜可食。适用于糖尿病患者舌红、潮热、盗汗、乏力、口渴等。

23. 枸杞粥

枸杞子 30 g，粳米 90 g。两者洗净放入锅，加适量水煮成粥。适用于糖尿病患者肝肾不足所致头晕目眩、视物昏花、腰膝酸软。对糖尿病并发视网膜病变亦有裨益。

24. 橘皮粥

橘皮 50 g，粳米 100 g。橘皮研成细末，待米粥将煮熟时加入，再煮片刻即食。适用于糖尿病患者胃肠功能紊乱所致脘腹胀满，食欲不振者。

25. 山楂麦芽饮

生山楂 10 g，炒麦芽 10 g。先将山楂切成片与炒麦芽一同入杯，沸水浸泡数分钟即可。适用于糖尿病患者消化不良、胃肠功能紊乱者。

26. 桑根白皮茶

桑白皮 50 g，洗净切丝晒干，每日熬汤代茶饮用。适用于糖尿病伴高血压、肥胖、水肿者。

27. 双花饮

菊花 50 g，金银花 50 g，山楂 50 g，精制蜜 500 g，食用香精少许。将菊花、金银花、山楂洗净入锅，加入水约 3~5 L，熬煮半小时，再加入经炼制过的蜂蜜，拌匀，冷却后可饮。适用于糖尿病并发疖疮者，表现为红肿热痛、喜冷饮、心烦怔忡、舌红苔黄、脉数等。

28. 龙眼枣仁饮

龙眼肉 10 g，炒枣仁 10 g，蜂蜜 10 g，芡实 12 g。将配料入锅加适量水熬煎，去渣后加入蜂蜜即可。适用于糖尿病患者心悸、健忘、盗汗、自汗、失眠、遗精等。

29. 红花酒

红花 100 g，白酒 500 mL。将红花装入白纱布袋，扎紧口，入酒密封一周可饮。每日 25~30 mL，分次饮。适用于糖尿病患者瘀血阻滞症及坏疽。

30. 桑椹酒

鲜桑椹 100 g，白酒 500 mL。桑椹洗净，捣汁，装入纱布袋，扎紧口入酒，密封，浸泡 4~5 天可用。每日 30 mL 左右，分次饮。适用于糖尿病患者出现下肢水肿、眩晕、口渴、耳鸣等。

（王艳丽）

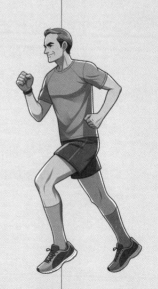

第三章

糖尿病的运动疗法

一　运动疗法治疗糖尿病的历史

运动疗法指在医师指导下进行体育锻炼，达到祛病健体的作用。我们的祖先早就认识到运动疗法的作用。《荀子·天论篇》指出："养备而动时，则天不能病；养略而动罕，则天不能使之全。"唐代孙思邈在《保生铭》提出"人若劳于形，百病不能成"。

我国是世界上提出和采用运动疗法治疗糖尿病最早的国家。《诸病源候论》主张，糖尿病患者宜"先行一百二十步，多者千余步，然后食之"，指出了运动在糖尿病治疗中的作用。1926年，Lawrence发现运动疗法与胰岛素并用比单用胰岛素降血糖效果好。1935年，Joslin将运动疗法定为治疗糖尿病的三大原则之一。随着糖尿病发病率的逐年增多，糖尿病及其并发症带来了一系列严重的社会、经济问题，糖尿病的治疗尤其是运动疗法引起各国医学家的重视，因为运动疗法配合饮食疗法及药物治疗，能起到理想的效果，而某些轻型的非胰岛素依赖型糖尿病患者，不用药物治疗，仅靠运动疗法配合饮食控制即可使糖尿病得到良好的控制。各国对此进行了系统研究，在临床上也举办了相应的运动疗法学习班、夏令营，制订运动处方，出版运动手册等。我国糖尿病的发病率急剧上升，因此应重视运动疗法的作用。

二 运动疗法的现代研究

运动的生理机制十分复杂，包括循环、代谢及激素的调节。下面要谈论的主要是急性运动和慢性运动的研究。

1. 急性运动的研究

运动时，肌肉血流加快、毛细血管扩张及血管扩张力降低，使肌肉中的氧供应量增加，心脏的回心血量增加，心输出量增多，心率加快，呼吸加快加深。在开始运动时即有胰岛素分泌减少，同时血液循环中儿茶酚胺、生长激素、皮质醇及胰高血糖素的水平增高，这些激素使肝脏有足够数量的糖原分解及糖异生，保证肝糖输出量足以供给脑及肌肉中葡萄糖的需要。运动可以增加人体对胰岛素的敏感性，特别是对参加运动的肌肉，运动使胰岛素与受体的结合率增加，使受体结合以后的代谢反应增快。中国医科大学第一医院研究糖尿病运动疗法所采用的运动方式是每天踏车30分钟，观察了108例NIDDM患者，运动后血糖均有下降。对 6 组 108 例 NIDDM 患者观察了中等运动负荷下血凝、抗凝、血小板功能、血液流变学等与血管并发症有关的因子变动，最后得出中等运动对患者是安全的结论，推测长期运动有抑制血管并发症的可能。

2. 慢性运动的研究

运动锻炼可增强体质，解除精神紧张，减轻大脑的疲乏，对脑力劳动是很好地休息。长期的运动锻炼可提高人体对多种不利因素的适应性，使肌肉的氧化代谢容量及心血管活动能力得到改善，糖和脂肪的利用加强，胰岛素敏感性提高。经常锻炼的人对运动负荷适应性增强，血液中去甲基肾上腺素上升幅度减少，从而缓解心跳加快、血压升高。Saltin 发现 NIDDM 患者经 3 个月锻炼，肌肉活检见己糖激酶和琥珀酸脱氢酶的活性增强，脂肪利用改善，三酰甘油降低。与饮食疗法并用，可减轻 LBM（非脂肪组织结构）的丧失，促进肥胖者脂肪的消耗。体育锻炼使糖尿病患者最大耗氧量增强。中国医科大学对 37 例 NIDDM 进行了 1~2 月的最大耗氧量 60% 踏车锻炼发现，空腹血糖及糖化血红蛋白明显下降，糖耐量曲线及胰岛素释放曲线下面积明显减少，提示胰岛素敏感性增强，且血糖下降与体重的改变并无相关性，说明运动锻炼并非只有减轻体重的效果。

三　糖尿病患者的合理运动

糖尿病患者的身体一般较弱，开始体育运动时应先做短时间的体力活动。随着体质的增强，可逐渐增加活动量及活动时间，过度劳累的运动不但无好处，而且可能使病情恶化。运动时的能量消耗应在运动后逐渐得到补充。能量消耗的多少，与运动时间及其强度成正比。剧烈运动后，肝糖原及肌糖原的储备量要恢复到运动前的水平，需要 24~48 小时。因此，运动时及运动后增加碳水化合物的摄入量是十分重要的，否则就会在刚运动时或运动后，出现低血糖反应。由于运动时胰岛素从局部吸收增快，以及患者对胰岛素的敏感度增加，不但要及时加餐，还要常常减少胰岛素的用量。因此，考虑到运动既有降低血糖的有利方面，又有引起低血糖的不利方面，在进行运动疗法时，应及时加餐或减少胰岛素用量。

轻型肥胖的糖尿病患者对胰岛素不敏感，体育锻炼可以减轻体重，使患者对胰岛素的敏感性得到改善。这类患者一般不采用胰岛素治疗，且于运动时胰岛素分泌受到抑制，一般不会产生低血糖反应。

合理的体育运动可以增强体质，减少药物使用，预防糖尿病血管并发症的发生。最好在医生指导下，结合每个患者的特点，选择适当的负荷量。

四　运动疗法的适应证及禁忌证

运动疗法虽然有很多益处，但是如果运动不当，也会产生许多副作用，损害健康，甚至威胁生命，不但起不到健身强体及治疗疾病的作用，还可能走向反面。所以，盲目地提倡运动是不合时宜的，应掌握运动的适应证及禁忌证。

1. 运动疗法的适应证

（1）NIDDM（非胰岛素依赖型）糖尿病患者，尤其是肥胖型患者，空腹血糖在 7.8~8.9 mmol/L 以下，餐后血糖在 11.0~13.9 mmol/L 以下，糖化血红蛋白 9%~10% 以下者进行锻炼最为适宜。

（2）用口服药物剂量保持恒定，用胰岛素治疗的 1 型（胰岛素依赖型）糖尿病病情稳定者。

2. 运动疗法的禁忌证

（1）有严重的糖尿病血管并发症的患者，如心、脑、肾、视网膜的并发症。

（2）合并急性感染，如肺部感染，应限制活动。

（3）控制不良的1型糖尿病。

（4）糖尿病合并妊娠。

五　运动疗法的具体方法

运动疗法的方法有很多，如散步、广播操、太极拳、打球、游泳、滑冰、划船、跑步、步行等。其中步行运动安全简便，是最易坚持的一种运动。

运动疗法要确立合适的运动量，而运动量是由运动强度和运动时间决定的。一般采用达到最大耗氧量60%（VO_2max60%）的中等强度，运动时间为每日30~60分钟，运动频率为每天1次或每周4~5次。其中，VO_2max60%可以通过运动中的脉率来估算。

VO_2max60%脉率 = 安静时脉率 +（HRm − 安静时脉率）×60%

HRm=210 − 年龄

式中，HRm为运动中的最大脉率。

例如：55岁患者安静时的脉率为70次/分钟。

VO_2max60%脉率 =70+（210−55−70）×60%=121次/分钟

亦可用简算法。

$VO_2max60\%$ 脉率 =170– 年龄 = 运动中脉率。

除用脉率估算外，运动强度要遵循个体化和从轻到重循序渐进的原则，重视运动中和运动后的感觉。若出现呼吸费力、胸内压迫感、头晕头痛、面色苍白等，应立即停止运动。

运动疗法原则上在餐后进行，以防出现低血糖。锻炼中要定期检查尿糖及血糖。锻炼可使降糖药物减少，因此要及时调整剂量。用胰岛素治疗的患者宜将胰岛素改注于腹壁皮下，以避免运动而吸收过快。如运动时易出现低血糖，可于运动前加用少量饮食，先不要急于减少胰岛素剂量。老年人尤应注意心血管状态，进行必要的监测，如血压、心电图、眼底及尿蛋白等，加强指导以防运动意外。

（王艳丽　孟贺利）

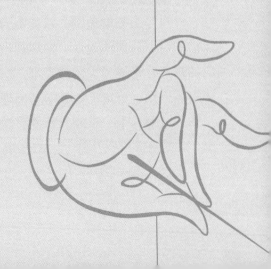

糖尿病的针灸疗法

第四章

一　针灸疗法的发展概况

针灸是中华民族的一项重大发明，距今两千年以前的古书中，经常提到原始的针刺工具为砭石。如《左传》收录的公元前550年一段史料中，提到"美疢不如恶石"，《素问·宝命全形论》云"制砭石大小"，5~6世纪之际服虔注"石，砭，是古外治之法，有三名，一针石、二砭石、三镵石，其实一也。古来未能铸铁，故用石为针"。在长沙市马王堆三号汉墓出土两种记载经脉的帛书，撰于先秦，反映经络理论的早期面貌。流传至今的《黄帝内经》，是战国时期托名于黄帝的医学理论著作，包括《灵枢》和《素问》两部分。它在汇总前人文献的基础上，以阴阳、五行、脏腑、经络、腧穴、精神、气血、津液、五志、六淫等为基本理论，以针灸为主要医疗技术，用无神论观点、整体观点、发展观点、人体与自然界相应的观点，论述了人体的生理、病理、诊断要领和防病治病原则，奠定了针灸学基础理论。在这个时期出现的《黄帝八十一难经》和《明堂孔穴针灸治要》等书，也是有关针灸基础理论的著作。

东汉（25—220年）、三国（220—265年）时期，

许多著名医学家都很重视针灸研究，如东汉末期的华佗，主张针灸取穴少而精，并且很注意针感传导，著有《枕中灸刺经》（佚）。杰出的医学家张仲景的《伤寒杂病论》中，也多次提到了刺灸、烧针、温针等法，注意针药结合，辨证施治。魏晋的著名医学家皇甫谧在魏甘露间（256—260 年），撰成《针灸甲乙经》一书，共收 349 穴，分为 12 卷，128 篇，按照脏腑、气血、经络、腧穴、脉诊、刺灸法、临床各科病症针灸治疗的顺序加以编纂，成为一部最早的体系比较完整的针灸专书。

6 世纪时，针灸传到朝鲜，梁武帝在公元 541 年派医师和工匠赴百济，公元 552 年我国以《针经》赠日本钦明天皇，562 年吴人知聪携《明堂图》等医书赴日。我国针灸传到朝鲜和日本以后，一直被作为传统医学的重要组成部分，流传至今。针灸传到欧洲开始于 16 世纪，以后从事针灸者逐渐增多，法国是在欧洲传播针灸学术较早的国家。

针灸学在明代（1368—1644 年）发展到高潮，如《普济方·针灸门》（1406 年），《针灸聚英》（1529 年）等都是汇总了历代针灸文献的著作。清代从开国到鸦片战争这一历史时期，医者重药而轻针，针灸转入低潮。后西方医学传入我国，竭力排斥中医，造成中医及针灸事业的衰落。

近50年来，经过广大医务工作者的努力，国内学者对针灸的作用进行了临床观察和治疗及基础实验方面的研究。从应用情况看，针灸疗法具有疗效可靠、副作用轻微、简便易行等优点，深受患者欢迎。

二　针灸治疗糖尿病及研究

人类认识糖尿病的历史悠久，我国把糖尿病称为消渴病（也称消渴、消瘅、肺消、鬲消等）。《史记·扁鹊仓公列传》载有"肺消瘅"的案例，"肺消瘅也……灸其足阳脉"。《针灸甲乙经》记载了消渴病的针灸穴位，如"消渴身热，面目黄，意舍主之；消渴嗜饮，承浆主之；消渴，腕骨主之；黄瘅热中喜饮，太冲主之；消瘅善饥，气走喉咽而不能言，大便难……口中热，唾如胶，太溪主之；热中，消谷善饥……，足三里主之"。唐代《备急千金要方》将《针灸甲乙经》中6个治疗消渴病的穴位增至35个，将循5经取穴扩大到循8经取穴，并对奇穴作了补充。如"消渴咽喉干，灸胸膛五十壮，又灸足太阳五十壮"，"消渴小便数，灸两手指头及足两小趾头，并灸项椎佳"，且以"曲泉、阴谷、阳陵泉、复溜此诸穴断小行最佳，不损阳气，亦止遗溺也"。其他穴位还有阳池、阴市、中封、然谷、太白、大都、跌阳、行间、大敦、隐白、涌泉、水道、肾系、胃管下输、小肠俞、手厥阴、足厥阴等。孙思邈强调宜早期进行治疗，"初得患者，可如方灸刺之佳"。若本病迁延，易合并皮肤感染，则不易灸刺，"凡消渴病经百日以上者，不得灸刺。灸刺则于疮上漏脓水不歇，遂致痈疽赢瘦而死"。清代《针灸集成》则更强调分型论治，辨证取穴。如"消渴饮水，取人中、兑端、隐白、承浆、然谷、神门、内关、三焦俞；肾虚消渴，取然谷、肾俞、腰俞、中膂俞……灸三壮；食渴取中脘、胃俞、三焦俞、太渊、列缺，针皆泻"。在长期的临床实践中，针灸治疗糖尿病因其疗效可靠，副作用小，引起国内外学者的极大兴趣和重视。

50 年代，我国学者对造成高糖耐量曲线的家兔进行电针针刺，发现针刺能够调节血糖水平，使之恢复正常。用电针针刺家兔的穴位，会出现降血糖的作用，然而对于正常的动物，均无明显的降血糖作用。60 年代，有人通过四氧嘧啶注入大白鼠诱发人工糖尿病模型，再针刺肝俞、脾俞、肾俞等穴，结果对照组动物的尿糖含量显著增加，而针刺组仅见短暂轻微的尿糖。7 天后处死动物发现，对照组肝糖原显著减少，并且有肝脏的小灶型坏死，胰岛缩小，β 细胞显著坏死；而针刺组的肝脏和胰腺组织几乎与正常动物无区别。有人观察内关穴位注射含锌胰岛素对小白鼠血糖的影响。方法是取已禁食 24 小时的小鼠 60 只，随机分为 4 组：内关穴位注射胰岛素组、静脉注射胰岛素组、内关穴位注射含锌胰岛素组、皮下注射含锌胰岛素组。测定给药前及给药后 5 分钟血糖，结果表明，内关穴注射含锌胰岛素后 5 分钟血糖下降百分率均明显大于其他 3 组（$P < 0.01$ 及 $P < 0.05$）。认为鱼精蛋白锌胰岛素（PZI）释放出的胰岛素及锌，作用于穴位即可产生明显的降糖作用。PZI 穴位注射有可能替代胰岛素皮下注射，或用临床常用的胰岛素与 PZI 混合制剂皮下注射，有发挥作用快或作用快而持久的特点。

国外许多学者近 10 年来对针灸治疗糖尿病也开展了广泛研究。罗马尼亚学者针刺糖尿病患者三阴交穴，证明对生理功能正常的胰脏有调节胰岛素分泌作用。日本学者观察了艾灸对家兔四氧嘧啶性糖尿病的影响。他将体重 1.8~2.2 kg 的白色家兔分以下几组，每组用家兔 8 只。第一组为单纯注射四氧嘧啶的对照组；第二组为四氧嘧啶加灸脾俞组；第三组为四氧嘧啶加灸胃俞组；第四组为四氧嘧啶加灸中脘组；第五组为四氧嘧啶加灸百会组。药物为一羟四氧嘧啶，每千克体重 70 mg，溶解于生理盐水内，经耳静脉注射。自注射四氧嘧啶后 2 小时施灸，每穴 5 壮，每日 1 次，持续 7 天。采血前 12 小时停食，然后测血糖。血糖含量与对照组相比，灸脾俞组、灸胃俞组均减少（$P < 0.05$）；灸中脘组也明显减少（$P < 0.01$）。他认为灸法治疗糖尿病是一种可行的方法。

三 针灸治疗糖尿病的方法

《黄帝内经》中提出禀赋不足，五脏虚弱；精神刺激，情志失调；过食肥甘，形体肥胖与消渴病的发生有密切的关系，此后历代医家在此基础上不断补充发挥。唐《外台秘要》引《古今录验方》谓："消渴病有三：一渴而饮水多，小便数，无脂似麸片甜者，皆是消渴病也；二吃食多，不甚渴，小便少，似有油而数者，此是消中病也；三渴饮水不能多，但腿肿，脚先瘦小，阴痿弱，数小便者，是肾消病也。"明确指出消渴病包括"消渴""消中""消肾"三型。后"消渴""消中""消肾"分别被"上消""中消""下消"所取代。明《医学纲目》明确指出:"上消者,《经》谓之膈消,膈消者,渴而多饮是也。中消者,《经》谓之消中是也。消中者,渴而饮食俱多,或不渴而独饮是也。下消者,《经》谓之肾消。肾消者,饮一溲二,其溲如膏,即膈消消中之传变。"

(一)上消

主证:舌赤裂,咽如火烧,大渴引饮,日夜无度。

治则:清肺润燥、生津止渴。

取穴:肺俞、少商、足泽、金津、玉液。

方解:肺俞、尺泽清泄上焦之火;少商清肺气并退诸脏之热;金津、玉液能疏通气血,使津液易于上输。

(二)中消

主证:多食易饥,肌肉消瘦,口干饮水,大便硬燥,小便如泔。

治则:清胃泻火,养阴生津。

取穴:肺俞、中脘、大都、陷谷、水道。

方解：肺俞与大都是泻脾热；中脘、陷谷大泻胃火；水道既能清泄阳明又治三焦结热。

（三）下消

主证：便溺不摄，耳轮焦枯，面目黧瘦，溲如膏油，烦躁引饮。

治则：滋阴益肾。

取穴：肾俞、关元、涌泉、然谷、复溜、行间。

方解：关元和肾俞是滋肾壮水；涌泉、然谷、复溜均能清下焦的火热；水虚则木火易，故配行间以泻肝。

三消均加三焦俞、阳池，消渴统属三焦病变，故采用三焦俞和阳池以清三焦的壅热。

四　糖尿病针灸治疗的特殊情况处理及刺禁

尽管针灸治疗糖尿病有很多优点，但在针灸治疗过程中应注意一些特殊情况，如晕针、折针、弯针、滞针、血肿、后遗感及刺禁的处理。

（一）晕针

晕针是在针刺过程中所发生的一种晕厥现象，这是在针灸治疗中可以避免的，应注意防止。

1.晕针的症候

在针灸治疗中，患者感觉头晕、恶心，继而发生目眩、心悸、出冷汗等现象。严重的可以产生面色苍白、四肢厥冷、脉搏细速，甚至猝然晕倒。

2.晕针的原因

（1）刺激过程中，突然产生强烈感应，或针刺敏感性较强的某些穴位（如合谷、肩井等穴），均易发生晕针。

（2）患者精神过度紧张，对针刺有恐惧心理，尤其是这类的初诊患者容易发生晕针。

（3）患者体质过于衰弱，或大病未复，或失血过多。

（4）患者体位不适，勉强支持，过度疲劳；或由于移动肢体，引起针下突然强烈的感应，均易引起晕针。

（5）过度兴奋、过度悲哀或过饥过饱，均易发生晕针。

以上因素若两种或多种同时存在，更易发生

晕针。

3. 晕针的处理

患者一旦发生晕针，要及时处理，不能拖延时间，否则会有不良后患。

（1）若当坐位晕针，可扶持患者立即平卧，头部稍低，放松全身的衣领扣带。对已刺进的针，若不妨碍仰卧，可不必急于取出，待患者恢复后，再行起针（也有人主张，晕针后应立即将针取出）。

（2）如当卧位晕针，应将其枕头取下，使头部稍低，并采取同坐位晕针时的同样措施。

（3）一般晕针，按上述处理，大多数患者均能迅速恢复。如不恢复，可指压或针刺人中、中冲，或再刺合谷、少商、百会、足三里等穴。

4. 如何防止晕针

（1）初诊或精神过度紧张的患者，要进行解释工作，解除其精神上的负担。

（2）对于过度疲劳或过度兴奋的患者，应稍待休息以后再行针刺。

（3）注意患者的体位，尽可能使其舒适且能持久，对年老、体弱及初诊患者应采取卧位。

（4）避免突然使用强烈针刺手法，尤其针刺反应较强的穴位时更应注意。

（5）施行手法时，要随时注意患者的表情，更应依据患者产生的感觉，适当地掌握针刺强度。

（6）在过饥过饱的情况下，不宜强烈针刺，或不予针刺。

（二）折针

折针是针在体内发生折断的现象。近年来，由于制针大有改进，若能做好针前的检针准备工作，并在施术时加以注意，完全可以避免折针。

1. 折针的原因

（1）针的质料不好，缺乏韧性。

（2）针体若有硬弯或锯齿样的损伤，最易发生折针。

（3）针易在根部折断，若将针体全部插入组织内，每当体位移动或强烈捻转时，最易使针根部折断。

（4）针刺时，由于强烈刺激而引起肌肉突然挛缩，也是造成折针的原因之一。

2. 折针的处理

万一遇到折针时，不要惊慌失措，告诉患者不要乱动，术者按断针所在的部位以及折断的具体情况慎重处理。如针体尚有一部分露在皮外，可用镊子钳出。若折断部分全在皮内，距离皮下不远，而且断针下还有硬组织（如骨骼），可由外面向下轻压皮肤，将针顶出。若折断下面为软组织，可将该部肌肉捏起，将折断部分向上托出。如用以上方法仍取不出，采用外科手术取出。

3. 如何防止折针

（1）尽可能选用富有韧性且适于应用的针。

（2）养成针刺前仔细检针的习惯，针体有硬弯或锯齿样损伤，或针根部松动，均不应使用。

（3）避免猛烈的针刺，或用力不均地反复行针。

（4）在进针或留针时，针体不应全部插入皮肤，一定要有适当的部分留在皮外，以防针根处折断。

（5）针前应告诉患者在针刺过程中体位不应乱动，尽量使患者舒适地保持耐久的体位。

（三）弯针

弯针是进针时和进针后由于某种原因将针弯在体内的现象。弯针时针柄往往偏向一侧，术者捻针能感到针在体内产生一种抵抗力量，同时患者也会感到疼痛。因此，弯针能给使用手法或出针造成一定的困难。

1. 弯针的原因

（1）针刺过猛，手法过重，患者突然产生强烈的感应而使肌肉急剧收缩。

（2）术者进针时用力不均，或进针过速过深，碰到坚硬的组织。

（3）患者移动了体位，或某种外力撞击等。

2. 弯针的处理

（1）若针体弯的角度较大，此时可以顺着弯针的方向，轻轻摇动，向针柄倾斜的方向将针起出。有时针体可能发生几个弯曲，故在起针的时候，常常要放开手指，观察针体倾斜的方向，以便轻巧地将针分段取出。

（2）轻度弯针，可以按一般拔针法将针起出。

（3）若弯针是患者体位移动所致，则需矫正到原来位置，再行起针。

3. 如何防止弯针

（1）施用手法时要指力均匀，并要避免进针过猛以及突然用力。

（2）针前应按针刺的部位，采取舒适持久的体位，并嘱患者不要乱动。

（3）注意不要被患者的衣服或其他覆盖的毛巾等物将针碰弯。

（四）滞针

滞针是针在体内一时性的捻转不动，而且有进退不能的现象。

1.滞针的原因

（1）针刺部位的皮肤与肌肉过度紧张。

（2）向同一方向捻针过度，以致组织缠绕针体。

（3）留针时间过久，有时也可能引起滞针。

2.滞针的处理

（1）继续留针，等待气散，皮肤肌肉松弛以后再行拔针。

（2）轻弹针柄，借用局部产生的轻微刺激，缓解局部的紧张。

（3）可试行将针轻度捻进少许，再将针起出。若滞针是由于向同一方向连续捻针过度所致，则应向相反方向将针捻回以后，再行拔针。

（4）以手指循按针刺的周围或附近的穴位。

（5）在滞针的局部或针柄上施灸。

（6）在滞针的附近穴位另进一针，然后试行将滞针取出。

（五）血肿及后遗感

1. 血肿

出针后局部青紫或肿胀疼痛，说明有血液渗出，发现后立即采用压迫止血法，若出血较甚，则须先行冷敷止血，4 小时后改用热敷，促进消散吸收。

2. 后遗感

由于手法过重或留针时间太长，出针后患者局部遗留酸痛、胀重、麻木等不适感。用手局部上下进行循按，或用艾条灸后，即可消失。

（六）刺禁

刺禁是针刺时的禁忌事项，是人们在临床治疗中积累下来的经验教训和体验。

1. 切勿刺之过深

（1）针刺胸背穴位，尤其对肺俞、膏肓、肩井等穴切勿过深，以免发生人工气胸，造成危险后果。

（2）针刺腹部穴位，首先应注意消毒，避免引起腹膜炎。对孕妇慎用。

（3）靠近重要脏器及大血管部位的穴位慎刺。针章门、期门等穴，应进行扪诊，注意勿伤肝脾。

（4）针风府、哑门等穴不可过深，切勿捣针。

（5）对婴幼儿避免深刺，尤其囟门未闭的小儿，禁刺。

2. 禁针穴

古书记载的禁针穴位很多，但诸书颇不一致。在《针灸大成》的禁针穴歌中，除了提出脑户、囟会、神庭、玉枕、络却、承灵、角孙、承泣、神道、灵台、膻中、水分、会阴、横骨、气冲、箕门、承筋、手五里、三阳络、青灵、乳中等穴列为禁穴外，又指出云门、鸠尾、缺盆、客主人、肩井不宜深刺，否则会引起晕针。孕妇应对合谷、三阴交禁刺，刺石门可致终身不孕，刺冲阳出血不止可致死亡等等。

3. 切勿忽视患者的生活状态

《灵枢·终始》说："凡刺之禁，新内勿刺，新刺勿内；已醉勿刺，已刺勿醉；新怒勿刺，已刺勿怒；新劳勿刺，已刺勿劳；已饱勿刺，已刺勿饱；已饥勿刺，已刺勿饥；已渴勿刺，已刺勿渴；大惊、大恐，必定其气乃刺之。乘车来者，卧而休之，如食顷乃刺之；出行来者，坐而休之，如行十里顷乃刺之。"明确地指出了对大怒、大惊、过劳、过饱、过饥、过渴、房事、醉酒等等应该在解除这些情况以后，再给针刺。根据一般治疗经验，在精神兴奋或饥、饱、劳、渴的时候针刺有时会发生晕针。当然，有些必须急救的患者，在医生认为许可的情况下还应灵活掌握。

（王艳丽　孟贺利）

糖尿病的中医推拿

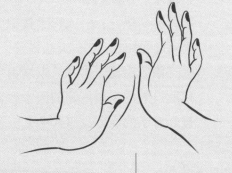

第五章

一 推拿的发展简史

推拿，在我国古代称为"按蹻""按摩""升摩"等。运用推拿疗法治疗疾病，已有两千多年的历史。如《素问·血气形志篇》记载："形数惊恐，经络不通，病生于不仁，治之以按摩醪药。"《素问·异法方宜论篇》记载："中央者，其地平以湿，天地所以生万物也众，其民食杂而不劳，故其病多痿厥寒热，其治宜导引按蹻。"推拿之名，始见于明张景岳《类经》和龚云林《小儿推拿活婴全书》。《周礼注疏》一书中"扁鹊治虢太子暴疾尸厥之病，使子明炊汤，子仪脉神，子术按摩"，描述了春秋战国时期，名医扁鹊运用推拿等方法成功地抢救了尸厥患者一事。尤其突出的是，秦汉时代已科学地应用体外心脏按压，和现代的心脏复苏相近。如《金匮要略·杂疗方第二十三》介绍"救自缢死"方法中说："一人以脚踏其两肩，手少挽其发，常弦弦勿纵之；一人以手按据胸上，数动之，一人摩捋臂胫屈伸之，……此法最善，无不治也。"

隋唐时期，推拿已发展为一门独立的学科，如隋代所设置的全国最高的医学教育机构——太医署，有按摩博士的职务；唐代的太医署所设置的四个法学部门中就有按摩科，其按摩博士在按摩师和按摩工的辅助下，教授按摩生"导引之法以除疾，损伤折跌者正之"。《唐六典》中载有按摩可除风、寒、暑、湿、饥、饱、劳、逸，并说："凡人肢节脏腑积而疾生，宜导而宣之，使内疾不留，外邪不入。"

隋唐时期，我国对外交流比较活跃。医史界一般认为，我国推拿在唐代开始传到日本，同时，国外的推拿方法也流入我国。如《千金要方》中介绍"婆罗门按摩法"，说明我国与古代印度很早就有推拿学术交流活动。

清代，推拿无论在临床实践中，还是在理论总结上仍得到了一定的发展，首先是儿科杂病临床应用的发展。17世纪70年代，熊应雄编撰的《小儿推拿广意》，对前人的推拿论述与经验进行了比较全面的总结。1864年，吴尚先所著《理瀹骈文》，是清代外治法中成就最大、最有影响力的一部著作。该书将推拿、针灸、刮痧等数十种疗法列为外治方法，并介绍将药物熬膏，或敷，或擦，或摩，或浸，或熨，或薰的方法。这使古代的膏摩、药摩得到了较大的发展。

1949年以前，推拿学科的发展特点是存在于民间，发展于民间。由于当时的卫生政策不重视中医，尤不重视操作型的医疗技术，所以，推拿只能分散在民间，这种发展的方式，受地域之限，缺乏交流；但由于我国疆域辽阔，植根于民间，易按照该地域流行病的特点和民间要求，发展为各具特色的推拿学术流派。如鲁东湘的儿科推拿、北方的正骨推拿、江浙的一指禅推拿、山东的武功推拿、川蓉的经穴推拿等等，这些众多的学术流派，是我国推拿学科的一大特色。50年代以后，推拿学科有了很大的发展，同时吸收西方医学的解剖、生理等基础知识充实自身，在临床研究方面，如推拿治疗冠心病、高血压、婴幼儿轮状病毒性腹泻、糖尿病等疗法及其作用原理，都可通过现代检测仪器加以证实并作出阐述。

当代生物医学模式正在发展到生物—心理—社会医学模式；由于疾病谱的变化，人们治疗疾病的方法正在从偏重于手术和合成药物，向重视自然疗法和非药物治疗转变，推拿作为一种无创伤、非介入性的自然疗法，被国内外医学界有识之士重新认识。

二　推拿的作用机理

（一）推拿的基本作用

推拿的基本作用是指借助手法作用于人体体表的

特定部位，从而给机体的生理、病理状况带来影响。关于这方面已有诸多论述，总结起来主要包括疏通经络、促进血气运行、调整脏腑功能、滑利关节、增强人体抗病能力等作用。

1.疏通经络

经络是人体气血运行的通路，它内属脏腑，外连肢节，通达表里，贯串上下，像网络一样地分布全身，将人体各部分联系成一个统一的、协调而稳定的有机整体。人体就是依赖它来运行气血，发挥着营内卫外的作用，使脏腑之间及其与四肢百骸之间保持着动态平衡，并使机体与外界环境协调一致。当经络的生理功能发生障碍，就会导致气血失调，不能行使正常的营内卫外功能，百病由此而生。推拿具有疏通经络的作用，当推拿手法作用于体表，就能引起局部的经络反应，主要表现为能起到激发和调整经气的作用，并通过经络途径从而影响所连属的脏腑、组织的功能活动，从而调节机体的生理、病理状况，达到治疗目的。《素问·血气形志篇》中说："形数惊恐，经络不通，病生于不仁，治之以按摩醪药。"

2.促进血气运行

气血是构成人体的基本物质，是脏腑、经络、组织器官进行生理活动的基础，人体的一切组织都需要气血的供养和调节才能发挥功能。气血周流全身运行不息，不断地进行新陈代谢，促进人体的生长发育和正常的生理活动。人体一切疾病的发生、发展无不与气血有关，气血调和则能使阳气温煦，阴精滋养。若气血失和则皮肉筋骨、五脏六腑均将失去濡养，以致脏器的组织功能活动发生异常，而产生一系列的病理变化。《素问·调经论篇》指出："血气不和，百病乃变化而生。"推拿具有调和气血，促进气血运行的作用，其途径有二：其一是通过健运脾胃。脾胃具有主管消化饮食和运输水谷精微的功能，而饮食水谷是生成气血的重要物质基础，脾胃健运则气血充足，从而保证全身的需要。其二是疏通经络和加强肝的疏泄功能。气血的运行有赖于经络的传注，经络畅通则气血得以通达全身，发挥其营养组织器官，抵御外邪，保卫机体的作用。

3.调整脏腑功能

脏腑是化生气血、通调经络，主持人体生命活动的主要器官。推拿具有调整脏腑功能的作用。例如：点按脾俞、胃俞穴能缓解胃肠痉挛、止腹痛；在肺俞、肩中俞施用一指禅推法能止哮喘；而且不论是阴虚还是阳盛，阳虚还是阳亢，也不论是虚证或实证，热证或是寒证，只要选用相宜的手法治疗，均可得到不同程度的调整。临床实践还表明，推拿对脏腑的不同状态，有着双相的良性调整作用。如按揉或一指禅推法在足三里治疗，既能使分泌过多的胃液减少，也可使分泌不足的胃液增多；推挤后按揉内关穴既能使高血压患者的动脉压下降，也可使处于休克状态患者的动脉压上升。

推拿对脏腑的调节，是通过手法刺激体表直接影响脏腑功能以及经络与脏腑之间的联系来实现的。

4. 滑利关节

关节属筋骨范畴，亦需气血的温煦濡养。筋骨损伤必累及气血，致脉络受损，气滞血瘀，为肿为痛，影响肢体的活动。推拿滑利关节的作用表现在三个方面：一是通过手法促进局部气血运行，消肿祛瘀，改善局部营养，促进新陈代谢。二是运用适当的活动关节的手法松解粘连。三是应用整复手法纠正筋出槽、关节错缝，从而起到滑利关节的作用。《灵枢·本脏》指出："是故血和则经脉流利，营复阴阳，筋复劲强，关节滑利也。"

5. 增强人体抗病能力

疾病的发生、发展及其转归的全过程，就是正气与邪气相互斗争盛衰消长的过程。"正气存内，邪不可干"，只要机体有充分的抗病能力，致病因素就不能使机体发病；"邪之所凑，其气必虚"，疾病之所以发生和发展，就是因为机体的抗病能力处于相对劣势，邪气乘虚而入。临床实践表明，推拿能增强人体的抗病能力，具有扶正祛邪的作用。如推拿能预防感冒，推拿后能增强人体的免疫功能等作用。推拿之所以能增强人体的抗病能力，其一是通过刺激经络，直接激发，增加机体的抗病能力。其二是通过疏通经络，调和气血，有利于正气发挥其固有的作用。其三是通过调整脏腑功能，使机体处于最佳功能状态，有利于调动所有的抗病手段和积极因素，一致对抗邪气。

（二）推拿对人体各系统的影响

临床实践和实验研究表明，推拿对人体各系统均有不同的作用，根据有关报道进行介绍。

1. 对心血管系统的影响

推拿使血流速度加快，并能改变血液高凝、黏、浓聚状态，从而促进血液循环。据手指甲皱微循环观察，推拿后毛细血管管襻口径增宽，毛细血管血液的充盈情况好转，红细胞聚集现象消失等变化。在头面部、颈项部应用推拿手法后，脑血流显著增加，故患者常在推拿治疗后感到神清目爽，精神饱满，疲劳消除。同时，推拿能扩张小血管管径，降低血流阻力。

在心俞、厥阴俞等穴位上推拿，可以改善冠心病患者心肌缺血状态，使心绞痛缓解。推拿还可改善冠心病患者的左心功能，降低外周阻力，使心输出量增加，心肌耗氧降低，在心电图上则反应为 ST 段和 T 波的明显改善。

2. 对呼吸系统的影响

按揉肺俞、定喘、风门等穴位能改善呼吸道的通气功能和换气功能，常用于防治慢性支气管炎、肺气肿等。

3. 对消化系统的影响

按揉足三里，摩腹可调整胃肠道的蠕动，对胃液分泌功能有加强和调整的作用，并能促进腹腔血液循环，从而增强消化和吸收的功能，还能促进溃疡的修复和愈合。捏脊疗法可使疳积患儿血中胃泌素水平下降至正常，提高小肠对营养物质的吸收。推拿还可提高慢性胆囊炎患者胆囊的排空，抑制胆道平滑肌痉挛。

4. 对泌尿系统的影响

推拿可调节膀胱张力和括约肌功能，故既可治疗尿潴留，又可治疗遗尿症。

5. 对血液系统的影响

推拿后可使血液中白细胞总数不同程度的增加；

白细胞分类中淋巴细胞比例增高而中性粒细胞比例相对减少；白细胞的吞噬能力提高。红细胞总数在推拿后也有少量增加。

6. 对内分泌系统的影响

按揉脾俞、膈俞、足三里，擦背部膀胱经能提高部分糖尿病患者的胰岛功能，使血糖降低，尿糖转阴。推拿还具有增高血钙的作用，治疗因血钙过低所引起的痉挛。对佝偻病患者掐揉四缝穴、捏脊，可使血钙、血磷上升，能促进患儿骨骼的发育和生长。

7. 对免疫系统的影响

动物实验表明，推拿能抑制实验性小白鼠移植肿瘤细胞的增殖，并使小白鼠自然杀伤细胞增多。推鼻旁、摩面、按揉风池、擦四肢等，能防治感冒；捏脊疗法可提高儿童的身体素质。

8. 对神经系统的影响

推拿可调整大脑皮层的兴奋与抑制过程，在头面部施用有节律的轻柔手法可使试验者脑电图出现 α 波增强的变化，这表明大脑皮层的电活动趋向同步化，有较好的镇静作用，能解除大脑的紧张和疲劳。一般来说，缓慢轻柔而有节律的手法反复刺激，对神经系统有镇静、抑制作用；而急速沉重、刺激强的手法则有兴奋作用。推拿还有较好的镇痛作用。

9. 对运动系统的影响

推拿可增加血流量，促进血液循环，能调整肌肉弹性，使肌肉力量增强。对关节能增加滑液分泌，改善软骨营养。对肌组织因运动过度而发生的变性、坏死、结构紊乱等病理改变能发挥明显的保护作用。软组织损伤后，疤痕组织增生，相互粘连，对神经血管束产生卡压，是导致疼痛和运动障碍的重要原因。运动关节类手法可间接撕离粘连，而按、揉、弹拨等手法则可直接松解粘连。因急性损伤所造成的关节错位或肌腱滑脱，应用手法整复可使关节、肌腱各顺其位，解除对组织的牵拉、扭转或压迫刺激，使疼痛消失。推拿可使腰椎间盘突出症患者的突出物回纳、部分回纳或左右移位，改变突出物与神经根的空间关系，从而使疼痛得到消除或减轻。肌肉痉挛是一种自然的保护机制，但长久的肌肉痉挛可挤压穿行于其间的神经血管而形成疼痛源。推拿既可通过肌肉牵张反射直接抑制肌痉挛，又可消除疼痛源而间接解除肌痉挛，使软组织损伤得以痊愈。同时，推拿手法能促进静脉、淋巴回流，加快物质的运动，也能促进炎症介质的分解、稀释，使局部损伤性炎症消退，也有利于血肿的吸收。在面部施用推拿，可以去除皮肤表面的排泄物，促使已死亡的表面细胞脱落和延长表面细胞的衰老过程，改善皮肤的呼吸，有利于汗腺及皮脂腺的分泌，能使浅表血管扩张，增加皮肤的血液供应，改善皮肤的营养状态。推拿还能促进皮下脂肪的消耗和肌肉的运动，提高肌肉的收缩力，从而使皮肤的光泽度和弹性增加，减少皮下脂肪的堆积。据观察，经常做面部健肤按摩，可使面部皱褶减轻，富有弹性。

（三）推拿的作用途径

推拿是通过手法所产生的动力，以及其他可能的人体生物物理信息（如生物电、磁远红外辐射等）对穴位、经筋、皮部形成一种良性刺激，并通过人体经络系统，使机体产生局部性的和整体性的生理效应，从而达到治疗作用。这种生理效应可以认为是一种调整作用，推拿的这种调整作用，构成了推拿治疗的生理学基础。

1. 力学途径

推拿手法种类繁多，但不论是何种手法，其基本的作用方式是它的力学效应。手法力作用于机体，可使局部组织产生变形，促进组织液从高压区流向低压区，当撤去手法力之后，组织又可恢复初始状态。节律性轻重交替的手法力变化，可促进组织内的物质运动，使细胞器内外、毛细血管内外物质交换增加，静脉回流如淋巴液流动加速。运动关节类手法通过对患者肢体施加有目的的牵拉、扭转、屈曲、杠杆等作用力，可纠正关节错位、肌腱滑脱等解剖位置的异常，松解组织的粘连，并可使腱感受器兴奋而消除肌肉痉挛。

2. 神经反射途径

手法力作用于人体体表，能转化为生物能，并可引起触觉感受器、压力感受器、痛觉感受器以及深部组织牵拉感受器的兴奋，这些感觉冲动又可通过复杂的神经反射途径，引起一系列的机能改变。此外，手法的节律性振动，降低了胶质物质的黏稠性，增加了流动性，提高了酶的生物活性，从而促进了机体新陈代谢的进行。

3. 生物场途径

推拿治疗时，由于医生的精、气、神专注于操作部位，生物场输出明显增加，而患者的生物场一般均呈低下状态。医生生物场输出的种种物理信息与患者生物场可发生相互作用，纠正患者生物场的紊乱状态，而使疾病趋于好转。

4. 由经络系统介导的调整途径

经络由络脉组成。经络可深入体腔连属脏腑，也可浅出体表联系十二经筋、十二皮部和三百六十五节，构成了极其复杂的通路，并形成了遍及全身的经络系统。经络系统不仅在空间分布上是极其广泛的，在生理功能上也是极其复杂的，包括营养代谢、信息传递、防卫免疫和协调平衡等，犹如生物体内部的自动控制系统，在正常状态下保持着机体内部的有序性，当这种有序性出现紊乱的时候，人体就要产生疾病。来自穴位、经筋、皮部的外界刺激信号可激发经络系统的调整功能，其总的趋势是使机体各部活动协调一致，并保持个体同环境的平衡统一。

（四）推拿的补泻作用

"虚则补之，实则泻之"是中医治病的一项基本法则。补，是补正气之不足；泻，是泻邪气之有余。古人在长期的医疗实践中，对推拿的补泻作用进行了不断地总结，并积累了丰富经验，特别是在小儿推拿治疗时十分强调补泻。有关推拿补泻方法，大致可以分为以下几种：

（1）按经络的循环来分。顺经络循行方向的操作为补法；逆经络循行方向的操作为泻法。

（2）按血流方向来分。向心性的操作为补法；离心性的操作为泻法。

（3）按手法的运动方向来分。顺时针方向的手法为补法；逆时针方向的手法为泻法。

（4）按手法的刺激强度来分。轻刺激手法为补法；重刺激手法为泻法。

（5）按手法的频率来分。频率缓慢的手法为补法；频率急速的手法为泻法。

（6）按治疗时间来分。治疗时间长的操作方法为补法；治疗时间短的操作方法为泻法。

所谓的推拿补泻作用，只有把手法与治疗部位（或经络穴位）联系起来才有实际意义。在经络穴位或特定部位运用手法后，呈现出特定的治疗效果。若手法能够辅助人体正气，或增强人体组织某一项功能，便谓之"补"法；而若手法可以祛除体内病邪，又或者抑制组织器官的功能亢进，则谓之"泻"法。所以推拿的补泻作用和药物的补泻方式并不完全相同。推拿没有"补药"或"泻药"进入人体，而是通过手法对经络穴位或治疗部位施加各种不同方式的刺激，使机体内部得到调整，从而起到扶正祛邪的功效，这就是推拿补泻作用的真实含义。

三　常用的推拿手法

用手或肢体的其他部分，按照各种特定的技巧和规范化的动作，以力的形式在体表进行操作，称为推拿手法。其具体的操作方式有很多种，包括用手指、手掌、腕部、肘部以及肢体的其他部分如头顶、脚踩等，直接在患者体表进行操作，统称为手法。由于操作的形式、刺激的强度、时间的长短以及活动肢体的方式不同，就逐渐形成了许多动作和操作方法不同的各种基本手法。

（一）一指禅推法

用大拇指指端、螺纹面或偏峰持续地着力于体表一定的部位或穴位上，以肘为支点通过腕部的摆动和拇指关节的屈伸活动来回推按，称为一指禅推法。临床应用本法要注意上肢肌肉放松，沉肩，肘关节微屈下垂，略低于腕，腕关节自然悬垂，使之能往返均匀地摆动，拇指端作缓慢移动，推动速度每分钟100~120次。本法接触面积小，但深度大，可适用于全身各部穴位。本法有舒筋活络、调和营卫、祛瘀消积、健脾和胃的作用，常用于头痛、胃痛、腹痛及关节筋骨酸痛等症。

（二）擦法

用手背近小鱼际侧部或小指、无名指、中指的掌指关节部分，附着于体表一定部位或穴位上，通过腕关节的屈伸、外旋的连续动作，使产生的力持续作用于治疗部位上，称之为侧掌攘法；握拳，用食指、中指、无名指和小指的第二指关节凸起部着力滚动，称之为握拳攘法。运用攘法要注意肩、臂、手腕放松，肘关节微屈（约120°角），用小鱼际的掌背侧至中指本节部着力。腕部做屈伸外旋的连续往返活动，使手背作滚动状。滚动时小鱼际的掌背侧部分要紧贴体表，不要跳动或使手背拖拉摩擦。运用压力要均匀，动作协调而有节律，不可忽快忽慢，时轻时重，一般速度每分钟120~160次。攘法压力较大，接触面较广，适用于肩背、腰臀及四肢等肌肉丰厚的部位。攘法有舒筋活血、滑利关节、缓解肌筋痉挛、增强肌筋活力、促进血液循环、消除肌肉疲劳等作用。常用于风湿疼痛、麻木不仁、肢体瘫痪、运动功能障碍等症。

（三）揉法

揉法是用手掌大鱼际，掌根部分或手指螺纹面部分，附着于一定的体表部位或穴位上，作轻柔缓和的回旋揉动。用大鱼际或掌根部揉的称掌揉法；用指面揉的称指揉法。运用本法要注意手腕放松，以腕关节连同前臂一起作回旋活动，腕部活动幅度可逐步扩大，压力要轻柔，一般速度每分钟120~160次。本法具有宽胸理气、消积导滞、活血祛瘀、消肿止痛等作用，常用于脘腹痛、胸闷胁痛、便秘、泄泻等肠胃疾患。

（四）摩法

摩法是用手掌掌面或食、中、无名指指面附着于体表一定部位上，以腕关节连同前臂做环形有节律的抚摩。一般将掌面抚摩者，称为掌摩法；指面附着于一定部位之上者，称为指摩法。运用摩法要注意肘关节微屈，腕部放松，指掌自然伸直，着力部分要随着腕关节连同前臂做盘旋活动，用力自然，每分钟120次左右。本法刺激轻柔缓和，是按摩胸腹、胁肋部的常用手法。本法有理气和中、消积导滞、行气活血、消瘀散肿等作用，常用于脘腹冷痛、食积、胀痛、厥心痛、肺气肿、气滞及胸胁挫伤等症。

（五）擦法

擦法是用手掌面、大鱼际或小鱼际部分着力于一定部位上，进行直线来回摩擦。擦法操作时腕关节要伸直，使前臂与手接近相平，手自然伸开，注意用力部分要紧贴皮肤，但不能硬压用力，以免损伤皮肤；擦时应直线往返，用力要稳，动作要均匀连续，一般速度每分钟 100~120 次。本法刺激柔和、温热，适用于胸腹、腰背、四肢，常用于脾胃虚寒所致的胃脘冷痛、颈项酸痛、落枕、肢体麻木、外感头痛等症。本法有温经通络、行气活血、消肿止痛、健脾和胃、软化疤痕等作用。

（六）推法

推法是用指、掌或肘部着力于一定部位上，进行单方向的直线推动。根据推法的操作方向，推法可分为直推法、掌推法、肘推法。运用推法时要注意用力要稳，速度要缓慢，着力部分要紧贴皮肤。本法可在人体各部分使用。有消积导滞、解痉镇痛、消瘀散结、通经理筋、消肿活血等作用，常用于外感头痛、神经性头痛、脾胃不和与风湿疼痛等症。

（七）抹法

抹法是用单手或双手拇指螺纹面紧贴皮肤，做上下或左右往返移动。运用抹法时用力要轻而不浮，重而不滞。本法有开窍镇静、醒脑明目等作用，常用于头晕、头痛及颈项强痛等症。

（八）搓法

搓法是用双手的掌面夹住一定部位，相对用力进行快速搓揉，并同时上下往返移动。运用搓法要注意双手用力对称，搓动要快，移动要慢。本法具有调和气血、舒筋通络的作用。适用于腰背、胁肋及四肢部，以上肢部为常用，一般作为推拿治疗的结束手法。

（九）按法

按法是用拇指或掌根等部位按压体表一定的部位或穴位，逐渐用力，深压捻动。以拇指指端或指腹按压体表者，称为指压法；用掌按压者，称为掌按法。按法有安心宁神、镇静止痛、开通闭塞、矫正畸形的作用，适用于全身各个部位及穴位，常用于心绞痛、胃脘痛、腹痛、筋骨劳伤等症。

（十）捻法

捻法是用拇、食指螺纹面捏住一定部位，对称用力来回捻动。捻动时要灵活快速，用力不可呆滞，一般适用于四肢小关节。本法具有理筋通络、滑利关节的作用，常配合其他手法治疗指（趾）间关节的酸痛、肿胀或屈伸不利等症。

（十一）拿法

拿法是用大拇指和食指、中指，或用大拇指和其余四指作对应钳形用力，提拿一定部位和穴位，进行一紧一松地拿捏。以大拇指、食指、中指用力者，称为三指拿法；以拇指和其余四指用力者，称为五指拿法。拿法动作要缓和而有连续性，用力要由轻到重，不可骤然用力。这种手法刺激较强，常配合其他手法使用于颈项、肩部和四肢等穴位。拿法有祛风散寒、开窍止痛、舒筋通络、缓解痉挛、消除肌肉酸胀及精神疲劳等作用，常用于神经衰弱、胃炎、消化性溃疡、胃脘痞胀、筋骨酸痛等症。

（十二）点法

点法有拇指点和屈指点两种。拇指点是用拇指端点压体表。屈指点有屈拇指，即用拇指指间关节桡侧点压体表，或屈食指，即用食指近侧指间关节点压体表。本法刺激很强，使用时要根据患者的具体情况和部位酌情用力，常用在肌肉较薄的骨缝处。脘腹挛痛、腰腿痛等病症常用本法治疗。点法具有开通闭塞、活血止痛、调整脏腑功能的作用。

（十三）振法

振法有掌振法和指振法两种。用手指着力称指振法，用手掌着力称掌振法。操作时力量要集中于指端或手掌上。用手指或手掌着力在体表，前臂和手部的肌肉强力地静止性用力，产生震颤动作。振动的频率较高，着力稍重。本法一般常用单手操作，也可用双手同时操作，适用于全身各部位和穴位。本法具有祛瘀、和中理气、消导食滞、调节肠胃功能等作用。

（十四）摇法

摇法是用一手握着关节近端的肢体，另一手握住关节远端的肢体，做缓和回旋的转动。摇法根据所摇部位有颈项部摇法、肩关节摇法、髋关节摇法、踝关节摇法等。摇法用力要柔和，不可使用暴力和超过生理限度。本法适用于四肢关节及颈项等，有滑利关节、增强关节活动功能的作用，常用于关节强硬、屈伸不利等症。

（十五）拍法

拍法是用虚掌拍打体表。应用时要注意手指自然并拢，掌指关节微屈，平稳而有节奏地拍打患部。本法适用于肩背、腰臀及下肢部，具有舒筋通络、行气活血的作用，常用于风湿酸痛、局部感觉迟钝或肌肉痉挛等症。

（十六）抖法

抖法是用双手握着患者上肢或下肢，微用力作连续小幅度的上下颤动，使其关节有松动感。运用抖法时抖动幅度要小，频率要快。本法可用于四肢部，以上肢为常用，常与搓法配合，作为推拿治疗的结束手法。本法具有疏通经络、调和气血、松解粘连、疏理肌筋、滑利关节的作用，常用于急性腰扭伤、椎间盘突出以及肩和肘等关节的功能障碍。

（十七）弹法

弹法是用一手指的指腹压住另一手的指甲，用手弹出，连续弹击治疗部位。运用弹法操作时弹击力要均匀，每分钟120~160次。本法可适用于全身各部，尤以头面、颈项部最为常用，具有舒筋通络，祛风散寒的作用。对项强、头痛等症，常用本法配合治疗。

（十八）背法

背法是医者和患者背靠背站立，医生用两肘套住患者肘部，然后弯腰屈膝挺臀，将患者反背起，使其双脚离地，以牵伸患者腰脊柱，再作快速伸膝挺臀动作，同时以臀部着力颤动或摇动患者腰部。运用背法时要注意臀部的颤动要和两膝的屈伸动作协调。本法可使腰脊柱及其两侧伸肌过伸，促使错位的小关节复位，并有助于缓解腰椎间盘突出的症状。对腰部扭闪疼痛及腰椎间盘突出症等常用本法配合治疗。

（十九）击法

击法又分拳击法、掌击法、侧击法、指尖击法、棒击法。拳击法是手握空拳，腕伸直，用拳背平击体表。掌击法是手指自然松开，腕伸直，用掌根部叩击体表。侧击法（又称小鱼际击法）是手指自然伸直，腕略背屈，用单手或双手小鱼际部击打体表。指尖击法是用指端轻轻打击体表如雨点下落。棒击法是用桑枝棒击打体表。击法用劲要快速而短暂，垂直叩击体表，在叩击体表时不能有拖抽动作，速度要均匀而有节奏。

拳击法常用于腰背部；掌击法常用于头颈、腰臀及四肢部；侧击法常用于腰背及四肢部；指尖击法常用于头面、胸腹部；棒击法常用于头颈、腰背及四肢部。本法具有舒筋通络、调和气血的作用。对风湿痹痛、局部感觉迟钝、肌肉痉挛或头痛等症，常用本法配合治疗。

四　推拿的注意事项及常用润滑剂

（一）按摩医师注意事项

（1）按摩疗法治疗疾病的范围很广，它适用于内、外、妇、儿、骨、伤科等许多疾病的治疗。一般而言，按摩适用于内伤性疾病、慢性疾病和功能性疾病的治疗和辅助治疗，对某些急性疾病，也有较好的疗效。但要注意其禁忌证：

①急性传染病。

②皮肤病，如湿疹、癣、疮疡、脓肿、疱疹。

③各种恶性肿瘤的局部不宜按摩。

④精神病。

⑤有出血性素质或按摩后可能引起出血的疾病。

⑥孕妇一般禁止应用，尤其禁止腹部按摩。

⑦病情危重者。

⑧骨折、骨裂等骨伤病。

⑨胃、十二指肠急性穿孔等疾病。

⑩ 各种烫伤、灼伤的患部，均不宜按摩。

（2）按摩前，要把患者安置在合适的体位上，以便顺利操作。

（3）手要保持清洁、温暖，并要注意修剪指甲，以平滑不及皮肤为度。有皮肤病者不能从事按摩，以防传染。

（4）不要戴手表，以免损伤患者。

（5）要按照操作顺序进行治疗，根据病情和患者体质情况选用各种不同的手法。

（6）每次按摩后要将患者的反应、病情变化等详细记录。

（7）施术前要准备润滑剂，如滑石粉、酒精、液体石蜡、姜汁或药物配制的汤、膏等。

（8）对初诊患者，必须在开始治疗时，讲清按摩治病的道理及治疗后可能产生的反应等情况，以消除患者的恐惧和误解。同时应注意，第一次施术时，手法宜轻些。

（二）患者的注意事项

（1）患者的皮肤应保持清洁卫生。

（2）按摩时患者肢体、肌肉等要放松，精神不要紧张，并要注意自己的体位是否舒适、耐久等。

（3）饭前饭后1小时内和酒醉后不宜接受按摩治疗。

（4）患者做完按摩后，要在室内稍稍休息或轻微活动后再走出诊疗室。

（三）按摩常用的润滑剂

临床在使用推法、搓法、揉法等按摩手法时为了减少摩擦的阻力，增强疗效，保护皮肤，按摩医师常在手上蘸些润滑剂。夏季常用水剂、滑石粉或爽身粉、薄荷水、鸡蛋白；冬季常用姜汁、葱汁、酒类。香油和传导油四季通用。

1. 水剂

一般可用洁净的冷水，在发热时常用温热水。

2. 滑石粉或爽身粉

用之有吸水、清凉、增加皮肤润滑的作用。

3. 薄荷水

取少量薄荷，用开水浸泡后放冷去渣，即可饮用。夏天用之有清凉解表止痛的作用。

4. 鸡蛋白

应用于小儿，有清凉、去热、消食作用。

5. 姜汁

把生姜捣烂，去渣取汁。小儿按摩时多用之，可温经散寒解表。

6. 葱汁

取葱白切碎，捣烂去渣取汁。小儿按摩时多用之，可通阳散寒解表；亦可葱姜汁合用，加少量温水调成葱姜水；或用鲜葱姜等量，浸入95%酒精内，两周后即可使用。

7. 酒类

烧酒、药酒（如风湿药酒、五加皮药酒等），可通经散寒、活血止痛，常用于风寒、风湿等邪气所致的疾病。

8. 香油

香油可清热去风，和血止痛补虚。

9. 传导油

由冬青油、甘油、松节油、酒精、蒸馏水配合而成，有消肿止痛、祛风散寒的作用。

五　糖尿病的推拿疗法

祖国医学以烦渴多饮为上消，上消以渴为主要临床表现，其他临床表现有大渴引饮，随饮随渴，舌边尖红，苔薄黄，脉洪数或滑数。其病变主要责之于肺，故上消又谓之膈消。治法主要是清热润肺，生津止渴。可取少商、合谷、代脉、承浆、然谷、隐白、肺俞、心俞、胃俞、第八椎下、劳宫、公孙等穴。中消以多食善饥为主，饮食倍增，不为肌肤，日渐疲乏消瘦，舌红苔黄，脉弦数或滑数有力。其病变主要责之于脾胃，故中消又谓之消中。治法宜清胃泻火，佐以保津养阳。可取百会、中脘、日月、关元、心俞、胃俞、脾俞、足三里、三阴交、阳池等穴。下消主要以尿频量多，尿如脂如膏，面黑耳焦，腰酸腿软，甚者阳痿，舌红少苔或见花剥苔，脉细数为特征。这是阴虚火旺之象，其病主要责于肾，故下消又谓之肾消；若见舌淡苔白，脉沉细无力是阴阳两虚之象。治法宜滋阴补肾，生津消热。可取章门，小肠俞、肾俞、中极、水沟、兑端、三焦俞、中渚、三阴交、内分泌（耳）、神门、横骨等穴。

可根据不同的穴位施用不同手法，先从点法、捻法开始，然后以揉法、振法、一指禅推法结束。一般来说，先轻后重，每次 10~20 分钟，早晚各 1 次。下面介绍一些常用方法。

（一）腹部按摩

腹部按摩常规手法，以平补平泻为主，顺序按摩

15~20 分钟，然后重点施治。如症见烦渴多饮者，应以左梁门穴区、左章门穴区为重点，用泻法，反复按揉 3~5 分钟；如症见多食多饮者，应以中脘、建里穴区为重点，用泻法或调补兼施，反复按揉 2~3 分钟；如症见多尿为主者，应以水分穴区、关元、中极穴区为重点，用补法，反复按揉 3~5 分钟。

（二）腰背部推按

腰部和背部推按，以直推和分推为主，时间 3~5 分钟，然后重点推按背部的俞穴。上消以肺俞、心俞、膈俞、肝俞、脾俞为主；中消以胃俞、脾俞、肝俞、肾俞为主；下消以肾俞、肺俞、肝俞为主。反复推、按点、抓搓，时间 5~10 分钟。

（三）舒筋活络法

《灵枢·经筋第十三》指出："经筋之病，寒则反折筋急，热则筋弛纵不收。"经筋发生病变后，其循行路线上的筋、肉、关节会出现板滞、麻木、疼痛、掣引、转筋、缓纵不收等症状。舒筋活络法主要作用于身体的四肢及躯干范围。因经筋主要结聚于四肢及其关节部位，所以根据经筋的循行特点，就在四肢和躯干的背部肌肉处，作为按摩治疗重点部位进行揉搓按摩。

糖尿病的治疗主要是横搓腰背及四肢，时间10~20分钟。然后重点横搓背部的肩井至膏肓穴区，腰部的肝俞至肾俞穴区，下肢的足三阴经，上肢的手三阴经。

（四）局部按摩

上消在推按肺俞区后，应配合推搓足三里，用泻法，弹拨阳陵泉。

中消应配合搓脚心，按点三阴交、太溪。

下消应配合搓腰，抓臀部，按点肺俞、膏俞，揉肩井，揉肩。

（五）健身自我按摩

（1）点揉背俞穴握拳从突起处沿脊柱两旁自上而下做揉捻动作。胰俞穴处，重点按摩，约3分钟。

（2）搓背以手背在同侧背部搓擦，交替进行，各2分钟。

（3）摩腹手掌按逆时针在腹部轻轻抚摩，100~200次。

（4）点揉内关、足三里、手三里穴各1分钟。

（5）搓擦涌泉双手摩擦发热后，搓擦涌泉。

（6）双拳轻叩腰背部当感到酸胀发热时，结束手法。

六　糖尿病的自我推拿

为了使广大的糖尿病患者能够得到及时的治疗，经过长期的医疗实践，我们摸索研究出一套自我推拿治疗糖尿病的方法。患者可进行头、腹及四肢推拿治疗。

（一）头部推拿

推拿头部既可以引起神经兴奋，又可以抑制神经，从而达到调节平衡的作用，通过神经反射来调节大脑皮层高级神经中枢和自主神经的相对平衡。常用手法如下：

1. 迎香按摩

拇指或中指尖部压在迎香穴上，双手微微颤动，徐徐用力。每次连续 300~500 次，频率为每分钟 30 次以上。

2. 风池按摩

大拇指尖部压在风池穴上，其他四指自由摆动，微微用力。此法可疏筋活络，使气血通畅。每次连续200~300 次，频率为每分钟 100 次。

3. 头部按摩

用手指紧紧按着头的顶部，微微颤动用力。它的主要作用可松弛大脑皮层，改善大脑血液循环。每次连续做 300~500 次，频率每分钟 100 次，速度要快而有力。

4. 其他

在攒竹、太阳、睛明、承浆、太阳、百会、胰点（耳）、神门（耳）、内分泌（耳）处，用按、点、推、叩、振、颤等手法按摩。

（二）腹部推拿

腹部推拿主要循结肠走行运用推、拿、摩、点等手法进行治疗。推拿腹部可以促进腹部血液循环和胃肠蠕动，加速消化与吸收，进而改善胰脏的营养，使胰脏血液供应不足得到纠正，利于胰岛功能的恢复。双手平放在腹部，按顺时针做环形推拿，每次 5~10 分钟，频率每分钟 60~90 次。

（三）四肢推拿

手法以向心推拿为主，运用推、按、点、揉等手法，改善四肢微循环，促进组织代谢，加速细胞对糖的吸收利用。临床观察证明，四肢推拿有降低血糖、减少尿糖、改善症状的作用。

1. 上肢推拿

一只手放在另一臂的内侧，从手腕部起往里推到腋部，每次 3~5 分钟，每分钟 70~100 次。本法具有促进血液回流、改善心脏供血、活血化瘀、软化血管等作用。

2. 下肢推拿

双手从大腿内侧的根部往下推到脚腕部，然后再从足后根部往上回推，每次 5~10 分钟，每分钟 50~80 次。本法具有促进血液循环、改善心脏供血、活血化瘀、软化血管等作用。

3. 按足三里

用双手的拇指尖部，按在足三里穴处，徐徐用力，每次 1~3 分钟。本法具有促进胃肠消化和吸收、增强体质等作用。

以上治疗糖尿病的诸法，不仅能促进血液循环的改善，而且能通过经络和穴位，使神经兴奋抑制过程达到平衡，进而调节机体代谢功能，使疾病得到治愈。

（刁建华　王艳丽　陈荣月）

糖尿病的气功疗法

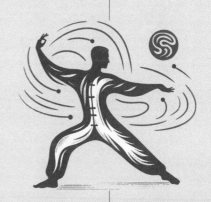

第六章

一　气功疗法源流

气功，作为医疗保健方法之一，其历史源远流长。它是我国人民同大自然和疾病作斗争的产物，是我国医学宝库中的重要组成部分，是中华民族的宝贵遗产之一。它通过自身意念、呼吸和姿势的调整，发挥人的主观能动性，调动人体的潜力，调整身体内部的功能，增强体质，提高抵抗疾病的能力，从而起到防病、治病、强身的目的。

气功的发展有悠久的历史。《吕氏春秋·古乐篇》记载："昔陶唐氏之始，阴多滞伏而湛积，水道壅塞，不行其源，民气郁阏而滞着，筋骨瑟缩不达，故做为舞以宣导之。"春秋战国时期，气功得到了可观的发展，并应用于医疗保健方面。《素问·异法方宜论》记载："中央者，其地平以湿……故其病多痿厥寒热，其治宜导引按蹻。"同时指出"呼吸精气，独立守神，肌肉若一"的练功原则。《素问·遗篇·刺法论》载有："……肾有久病者，可以寅时面向南，净神不乱思，闭气不息七遍，以引颈咽气顺之，如咽甚硬物，如此七遍后，饵舌下津令无数。"说明当时已把气功应用于治疗。我国历代许多著名医学家对气功的医疗作用都很重视，东汉医学家华佗创作了著名的医疗保健动功"五禽之戏"，他说："人体欲得劳动，但不当使极尔。动摇则谷气得消，血脉流通，病不得生，譬犹户枢不朽是也。是以……为导引之事，熊颈鸱顾，引挽腰体，动诸关节，以求难老。吾有一术，名五禽之戏：一曰虎、二曰鹿、三曰熊、四曰猿、五曰鸟；亦以除疾，并利蹄足，以当导引。体中不快，起作一禽之戏，沾濡汗出，因上着粉，身体轻便，腹中欲食。"南北朝陶弘景著有《养性延命录》，集元朝以前的气功导引资料之大成，为我国的第一部气功导引专著。李东垣在《兰室秘藏》中提出"当病之时，宜安心静坐，以养其气"。朱丹溪在《丹溪心法》中谈到"气滞痿厥寒热者，治以导引"，在《格致余论》中强调"顺四时，调息、神、态，而为治病之本"。李时珍在其所著《奇经八脉考》中提到"内景隧道，唯返观者能照察之"，说明人体的经络变化，在进行某种静功锻炼过程中，是能够觉察出来的。清沈金鳌在《杂病源流犀烛》中说："于每病方论后，有导引运动之法，可以却此病……总期医者、患者展览及之，以备采用，庶获万病回春也。"

中华人民共和国成立后，气功有了很大的发展，在古气功的基础上，广泛收集、吸收了诸家之长，并应用于防病、治病、延年益寿。

二　气功疗法的中医基础

气功是祖国医学的一个重要组成部分，它是以中医的医学理论为基础，辨证施功，形成了一整套系统的气功理论和方法。

（一）气通经络

李时珍在《奇经八脉考》中指出："内景隧道，唯返观者能照察之。"气功锻炼者常可体会到真气循经络运行的现象，就是通过内景感到自身经络的存在。根据"气为血之帅，气行则血行"的理论，气至的部位或脏腑，其气血流通必然加强。《养真集》指出："常使气通关节透，自然精满谷神存。"说明经络之气在人体内不断地循经络运转，才能实现人体的正常生命活动。

（二）调整阴阳

阴阳学说是祖国医学理论的核心部分。《素问·阴阳应象大论》谈道："阴胜则阳病，阳胜则阴病，阳胜则热，阴盛则寒。"练功中一年四季，春温、夏热、秋凉、冬寒。春夏为阳，秋冬为阴。练功应按照"春夏养阳，秋冬养阴"的原则，使阴阳相生相长。练功者在春夏常偏于静功，滋阴养阳，秋冬则宜偏于动功，以生阳养阴。

气功锻炼中，有以静为主的静功，但静中有动；有以动为主的动功，然而动中有静。《于氏中说》曰："阴生于静，阳生于动。"此意为静则生阴，动则生阳，据此阴盛阳虚者宜练动功，阳盛阴虚者则宜练静功。但阴阳之间是可以相互转换的。《内经》指出"阳极生阴，阴极生阳"，因此，练静功有时可发放外气或出现自发动作。反之，练动功有时则可入静。

在调心方面，《气功至妙要诀》曰："阳时用阳气，存想在阴冷病灶部位；阴时用阴气，存想在火热病灶部位。"《文始真经》曰："气缘心生，犹如内想大火，久之觉热；内想大水，久想觉寒。"《养生醍醐》中曰："人心思火则体热，思水则体寒。"可见人体冷热感觉可用气功来主动控制，这与意念结合阴阳来练功有密切的关系。

在调息方面，呼为阳，吸为阴。只有依据阴阳出入的自然法则调整呼吸，从而使真气的运行适应生理机能的变化，并促使病理状态向正常状态的转化。实践中，阳亢火旺者，练功宜注意呼气，此乃有余之阳使之散发；阳虚气陷者则宜加强吸气。

在调身方面，练功者的姿势正确得当，是成功与否的又一个重要因素。《医学汇函》曰："有火者开目，无火者闭目""欲气上行以治耳目口鼻之病，则屈身为之。欲气下行以通二便，健足胫，则偃身为之。欲引头病者仰头，欲引腰足病者视脚……"

（三）协调脏腑

气功锻炼通过意念集中，思想入静，躯体肌肉松弛，达到调节心神，使心神在不受外界事物影响的条件下，调整脏腑的功能。《素问·上古天真论》曰："真人者，提挈天地，把握阴阳，呼吸精气，独立守神，肌肉若一，故能寿敝天地，无有终时，此其道生。"气功锻炼中的入静是使大脑处于一种特殊的气功功能状态。气功增强体质或治病的疗效也与入静的程度有关。入静是一种稳定的安静状态，无杂念，集中意念于一点，即意守丹田，这时大脑处于一种既不同于清醒，又不同于睡眠的特殊气功功能状态之中。现代研究证明，练功者入静时，交感神经的兴奋性降低，副交感神经的兴奋性升高，并呈负相关；骨骼肌易于放松，松弛程度增大，是一种储能过程。气功锻炼可调整内分泌机能，兴奋迷走——胰岛素系统，抑制交感——肾上腺系统，使皮质激素、生长激素降低，从而使人体蛋白质更新率减慢，酶的活性改变和免疫功能增强。

（四）积精、聚气、全神

精、气、神是构成人体及其进行生命活动的三大要素。气功锻炼中，尤其重视精、气、神。《古今医统大全》曰："夫善养生者养内，不善养生者养外。"练功者采用意念和呼吸锻炼，以"积气重精"和"炼精化气"，此在于促进精与气的相互转化和更有效地发挥作用。气功锻炼中，调心与调息是密切联系的，《胎息经》曰："气入身来为之生，神去离形为之死，知神可以长生，固守虚无以养神气，神行则气行，神往即气往，若欲长生，神气相注。"《古今医统大全》指出："形者生之气也，心者形之主也，神者心之室也。故神静而心和，心和而形全；神躁则心荡，心荡则形伤。将全其形也，先在理神，故怡和养神，则自安于内；清虚接心神，则不诱于外，神怡心情，则形无累矣。"

三　气功疗法

（一）练功的时间和方位

1.练功时间

祖国医学认为，人与天地是相应的。练功原则是顺其自然，故多主张练"阳时"之气。古人以子丑寅卯辰巳六个时辰为六阳时，午未申酉戌亥为六阴时；一年又分四季，春夏为阳气旺盛之时，秋冬为阴气盛之时。具体到一天的练功时间，春夏练生长之气选在寅时，秋冬练收藏之气选在卯时，但以六阳时为练外界生气。也有阴时、阳时都进行练功的，多选在子午两时，亦有选择在卯酉两时的，此为在阴阳平衡观点指导下练功。按照练功者本身所患疾病而选时，阴病可选阳时，阳病而选阴时。

2.练功的方位

方位，就是练功时的面向。一般练习气功，面南为宜，其次，面东或面西亦可。根据古代气功家练功要采一阳之光的理论，面阳光或面月光而练气，自感气流最旺盛。道家有"有人问我修行时，遥指天空月一轮"之说，正是如此。练气功时一般要选择比较幽静的地方，特别是在室外练功时一定要选择自然环境好、空气清新、有树有花草的地方。体会面向哪个方位自己的姿势最稳、气感最强，这个方位就是最好的练功方位。

（二）练气功的基本原则

1. 松静自然

松静自然是练功的最基本原则。松，就是放松，指的是思想心理和全身肌肉的放松。放松程度不足与太过，都不会有良好结果，只有恰到好处，才为练功放松的目的。入静是练功中的一种心理境界。入静，不是一切都处于静止状态，而是心无邪思、意无杂念。"恬淡虚无，真气从之"，这样便于内省体察气流方式。此时，大脑虽对外来信息感应大为减弱，却对本身机体内部的调节十分敏感。现代研究证明，气功入静的锻炼，可使脑细胞的电活动高度有序化，从而使神经的消耗降低、效能提高。自然，是自然状态下的心平气和，尽量减少意志与思想的支配作用，做到体姿上安逸自得，体态上舒服自在，表情上欣慰而自乐，心理上豁达自由、顺其自然。

2. 动静结合

练静功，是练人体内气的运行；而练动功，可使气机疏通，通畅四肢百骸和经络。无论练静功或动功，都是按"静中有动，动中有静"进行的，动与静是辩证统一的。练动功时体态是动的，而思想却抱守一处，是静的；练静功时，体态是静的，然而，以意领气，使气在体内不停地运行，却又是动的。动静结合，可相辅相成。

3. 上虚下实

练气功一般讲究虚胸实腹，气沉丹田，意思是指练气功要知道升降开合，阴阳分明，引气归元。初练气功的人，意念重上，一般总是先考虑上体部位，如头部、颈部等。按上虚下实原则，应是对上部不能意念太重，应使上体安逸舒适，对下体要充实，沉力要充沛，这样气血周流才通达活泼，内气运行才充盈。

4. 意气相随

意，即练功中的意念；气，指呼吸之气和练功的气感而言。意气相随指的是意和气互相依赖，通融为一体，意气相伴，同驻同往，意行气行，意止气止。既不能片面强调以意领气，也不能片面强调以意随气。

5. 养练相兼

养练相兼，主要强调，练中有养，养中有练，养练并重，不可偏废。养护是多方面的，如环境选择，衣着合体，滋补营养，生活规律等。练功过程中加强了运动量，消耗了能量，这些能量必须弥补和充实。只有这样，养练相得益彰，才能达到祛病延年的目的。

6. 循序渐进，因人而异

气功有其自己的技巧和一般的规律。练功必须由浅入深，由简到繁，循序渐进，因人而异，持之以恒，否则，欲速则不达，甚至会出现各种偏差，半途而废，一事无成。

（三）气功疗法三调

调身、调息、调心，通称"三调"，是气功疗法的三个基本方面。在三调内容上，各种功法又各有其特点和要求，从而形成不同的方法，其生理效应和治病的效果亦有差异。

1. 调身

调身是练功时的正确姿势，正确的姿势是练功的先决条件。所谓"形不正则气不顺，气不顺则意不宁，意不宁则气散乱"，说明调身在气功锻炼中的重要性。练功的姿势分为坐、卧、站等。

（1）坐式。一是平坐式，端坐在凳椅上，两脚平行着地，两脚自然分开，躯干与大腿，大腿与小腿呈90°角，两手平放在大腿上，手心向下，两肘自然弯曲，头端正，下颌微收，腰背正直，垂肩含胸，口眼轻闭，舌抵上腭，自然、安静、放松地坐在凳椅上。二是靠坐式，姿势与平坐式相同，只是上体要靠座椅背上进行练功。这种练功姿势适合体力较差的练功者。三是盘坐式，两腿交叉盘起，两足放在腿下，稳坐于床上，自然盘坐着，两手放在两膝盖上或放在小腹前，上体同平坐式。

（2）卧式。一是仰卧式，高枕平仰卧在床上，面朝天，双手与身体平行放于体侧或双手重叠放于腹部丹田穴上，两腿自然伸直，两脚微开。二是侧卧式，侧卧于床上（左右均可，一般采用右侧卧），头枕平，颈略前弯，口眼轻闭，上侧手掌自然放在髋胯部，下侧的手置于枕上，手掌自然伸直，下侧的小腿自然伸直，上侧的腿自然屈髋屈膝，放在下侧腿上。三是靠卧式，身体斜靠在床上，即半卧位，两腿自然伸直，两手重叠（两劳宫穴相对）放在腹部丹田上。

（3）站式。两脚左右平行分开站立与肩宽，头正颈直，下颌微收，含胸拔背，两眼平视式微闭。根据膝关节的程度可分为高位（膝关节微屈）、中位（膝关节屈后呈 120° 左右的夹角）、低位（膝关节屈后呈 90° 夹角）。根据手臂的姿势又分为自然式（两手重叠放在小腹丹田处）、佛掌式（两手合掌，指尖向上，立于胸前）、下按式（两臂屈肘、小臂前伸与地面平行，两手心向下，手指自然分开，呈下按姿势）等。

无论是坐式、卧式，还是站式，都应考虑练功的体质和病情。坐式是静功锻炼中较好的一种姿势，对一些体质较差者可采用卧式。凡各种心脏病患者，一般采用右侧卧式，慢性肝炎的患者可采用左侧卧式。

2.调息

调息就是对呼吸的调整和锻炼。调息是保健气功练气的重要环节，调息不仅可以对机体起到调和气血、按摩内脏的作用，同时也有助于思想安静和身体放松。常见的呼吸方法如下：

（1）自然呼吸法。不加意念，以平时自然呼吸频率和习惯进行呼吸，但比平时柔和一些。这是呼吸锻炼的基本方法，也是较常用的呼吸方法。由于性别和个人习惯的差异，有以自然胸式呼吸为主的；有以自然腹式呼吸为主的；也有自然混合呼吸的。

（2）顺腹式呼吸法。吸气时膈肌下降，腹部隆起，呼气时膈肌上升腹部内收。一般锻炼时，意守肚脐时易形成顺腹式呼吸法。坐式和卧式练功者均可采用此法。

（3）逆腹式呼吸法。吸气时用意念使腹肌逐渐收缩，腹部凹下；呼气时用意念支配腹肌逐渐放松隆起。此种方法可配合提肛动作，即吸气时肛门微缩，前阴微收，呼气时松肛。

（4）停闭呼吸法。停闭呼吸法是有意识地停顿呼吸。一种是呼吸停法，具体练法为"吸气→呼气→停闭呼吸→吸气"，也称"软呼吸法"。另一种方法是吸停呼法，具体练法是"吸气→停闭呼吸→呼气→吸气"，也称"硬呼吸法"。停闭呼吸法的腹部是按顺腹式呼吸法变化的，只是停闭时腹部保持不动。

（5）鼻吸鼻呼法。用略带气息的声音，但声音不要过大，以自己刚能听到为限，而且呼吸都比较短促。当配合肢体活动时，先做有节奏的两个连续而短促的吸气，再做一呼气，从而形成吸→吸→呼的呼吸节奏。

（6）鼻吸口呼法。鼻吸口呼法是用鼻吸气，口呼气的方法。

（7）读字呼吸法。用鼻吸气后，在呼气时做成某一字的口型，但不发出声音。

调息锻炼应在自然呼吸的基础上，气沉丹田，在大脑相对安静的状态下，逐步把呼吸锻炼成柔和、细缓、均匀、深长。要逐步达到不烦不虑、悠悠自在、缓缓进行、不急不馁、气行细长、绵绵不断、息息均匀、不粗不短的要求。初练调息者，切勿猛力呼吸，绝对不要把呼吸勉强拉长或缩短，否则会引起憋气，胸部闷痛，喉、鼻、气管不适。

3. 调心

调心是练气功时思想意念的锻炼。气功的姿势和呼吸锻炼都是在意念活动支配下进行的。所以意念在气功的锻炼中起主导作用。《摄生三要》曰："聚精在于养气，养气在于存神，神之于气犹母之于子也。故神凝则气聚，神散则气消，若保持精气，而不知存神，是茹其华而忘其根矣。"阐述了神的重要性。调心的作用是通过意的作用，使思想集中，排除杂念，从而逐步诱导入静。调心的方法主要有以下几种：

（1）放松法。练功者运用意念诱导身体放松，配合调息练习，吸气时想"静"字，呼气时想"松"字，而逐步诱导全身放松入静。这是初学练功者常用的调心方法。

（2）凝神。凝神即要把意念停留在身体某一经络、穴位，以达到入静之目的。如丹田意守法、命门意守法、穴位意守法等。

（3）默念法。练功者通过默念字句来排除杂念、收敛思绪以达到入静的方法。默念的字句要单纯，一般不超过九个字为宜。

（4）意想呼吸。练功者默数呼吸次数，数至耳无所闻、目无所见、心无所虑，自然达到入静状态。

调心锻炼是练功中的最关键，也是最难的一步。古练功者常用"心猿意马最难收"来形容。调心要顺乎自然，要做到意形结合、意息结合、心静意定，只有这样，才能达到防病治病的目的。

四 气功治疗糖尿病及现代研究

气功治疗糖尿病有很久的历史，隋巢元方的《诸病源候论》载有"消渴候·气功宣导治疗法"，适用于以口渴多饮、小便不利为主要症状的患者。动功六字诀是利用默读六个字的功法，现在也被广泛应用到糖尿病的自我练功功法中。近年来，为了进一步研究气功对糖尿病的治疗作用，国内的医疗科研部门进行了大量的临床观察研究。有人系统观察了20例糖尿病患者，练鹤翔桩气功前后血脂、血糖、血清胰岛素、胰岛素释放指数及C肽的变化情况。结果表明气功确有一定的降血糖作用。空腹及服糖后半小时这两个时相的血糖值，经气功锻炼后显著下降。研究者还观察到 18 例胰岛素释放减少或大致正常的糖尿病患者，在气功治疗后，口服葡萄糖耐量试验的空腹及 2 小时时相的胰岛素释放指数则明显上升。所有这些结果提示：气功锻炼在促进靶细胞对葡萄糖的利用方面可能起一定作用。复旦大学附属华山医院报道的 36 例糖尿病患者一次气功前后血糖测定结果显示，30 次测定中有 29 次血糖均有不同程度的下降，16 例患者的血糖值从功前 12.32 mmol/L 的水平，降至练功后 8.95 mmol/L。接受气功锻炼的 36 例糖尿病患者，凡认真坚持者，其功后血糖值均有不同程度的降低，并且自觉症状如口渴、乏力亦有很大程度的改善。上海市高血压研究所运用气功治疗高血压伴有糖尿病患者 16 例，其方法是在饮食控制、降糖药物治疗相对恒定的基础上接受气功治疗。结果显示，患者的临床症状明显改善，血糖由治疗前的（9.51 ± 0.88）mmol/L，降至治疗后的（8.39 ± 0.83）mmol/L，治疗前后对比有非常显著的差异（$P < 0.01$）。治疗前尿糖（+++）～尿糖（++++）者 8 例，尿糖（+）～尿糖（++）者 7 例，尿糖（±）者 1 例。疗程结束后尿糖尿糖（+）～尿糖（++）者 4 例，尿糖（±）者 8 例，8 例已转阴性。以

上研究观察结果表明，气功疗法对糖尿病的确有较好的治疗作用。

从以上的临床观察研究可以看出，气功对胰岛素、血糖具有较好的调节作用，练功后可使血糖下降，但是气功治疗糖尿病的具体机制仍有待进一步探讨。

五　治疗糖尿病的常用功法

用气功治疗糖尿病已有一千多年的历史，隋朝医学家巢元方的《诸病源候论》中，就介绍了气功宣导法治疗消渴病。近年来，通过广大医务工作者的整理，并逐步应用推广，取得了满意的疗效。现介绍几种行之有效的功法。

（一）内养功

内养即养内。对人的五脏六腑、营卫气血进行营养而言，除了食物营养外，动对静或静对动也是养护，此功是练与养的结合，讲究呼吸锻炼，适用于各种类型的糖尿病。

1.时间

早、晚各练1次，每次10~30分钟。

2.体位

正卧位为好，两上肢自然放于体侧，两腿伸直，全身放松，意守丹田，进行呼吸，排除杂念。

3.呼吸

可采用顺腹式呼吸或逆腹式呼吸方法，鼻吸鼻呼，呼吸过程中夹有停顿，并配合默念字句。

（1）第一种呼吸方法。默念第一个字时吸气，念中间字时，停顿呼吸，念最后一个字时，将气呼出。一般先从3个字开始，以后逐渐增多字数，但最多不超过9个字。如"我要静""个人静坐""静坐身体健康""坚持练功能健康"等。默念"我要静"时，吸气时默念"我"字，停顿时默念"要"字，呼气时默念"静"字，其余类推。

（2）第二种呼吸方法。吸气、呼气均不念字，呼吸完毕开始停顿时念字。长期锻炼可能出现止息现象，及似有似无"吸气绵绵，出气微微"的境界，此为动静之互养。

注意事项

（1）每日练功前要做好练功前的准备，排除杂念。

（2）不要过于劳累后锻炼此功，也不要过饥过饱时练功，一定要按功法要求去练功。

（3）默念字句要与呼吸配合好，在呼吸中闭气时，不要用力或过于着意，要力求自然。如有鼻腔疾病患者，应先把鼻腔疾病治愈后，再练此功。练功要循序渐进，完功后，一定要收好功，切忌简单潦草。

（4）注意卫生，要经常洗澡，以便身体增加通透感觉，服装要宽松，鞋帽不过于紧小且要清洁，生活要有一定的规律性。

（二）六字诀

六字诀是利用默读六个字的读音呼吸法，配合肢体导引的功法。这六个字是：嘘、呵、呼、呬、吹、嘻，它们分别配属于五脏。嘘，音嘘，属肝木；呵，音渴，属心火；呼，音呼，属脾土；呬，音思，属肺金；吹，音吹，属肾火；嘻，音西，属三焦。此功法可和内养功合行，应在医生指导下练功。

预备式：自然站式。两手重叠（两手劳宫穴相对）放在小腹丹田处，每变换一字均应从预备式开始。

呼吸法：鼻吸口呼的顺腹式呼吸法。呼气时，读字，同时收腹，提肛，缩肾，脚趾轻微抓地，重心后移至两脚跟。吸气时，闭口，舌抵上腭，重心微前移至前脚掌。

调息：鼻吸鼻呼。吸气时，两臂从侧前方慢慢抬起，掌心向下，抬至与肩平，翻掌心向上，屈肘向胸前划弧，同时呼气，两手经脸前沿身体下按至腹部，再左右分向脚两侧，恢复预备式。预备式后和练完六个字要调息3次，每个字前也做1次调息。

1. "嘘"字养肝

两手重叠（男子左手在里，右手在外，女子相反），内外劳宫穴相对，以鱼际穴压肚脐，劳宫穴对准丹田。呼气时读"嘘"。口型：两唇微合，舌尖前伸而两边向中间微卷。呼气尽再吸气，共做6遍。

2. "呵"字补心

两脚平行站立，与肩同宽。两臂自身侧高举过头，两腕在顶上交叉，同时吸气，两手向胸前划弧到预备式时呼气。呼气时，读"呵"字。口型：嘴半张，舌抵下腭，同时全身放松。

3. "呼"字健脾

预备式后，随吸气两手心向上捧至胸前，然后右手臂内旋翻掌上托成单臂托天之势（掌心向上，指尖向左），同时呼气，读"呼"字。口型：撮口如管状，舌放平用力前伸，使冲脉之气从口喷出，同时左手翻掌心向下，自然下按至身体左侧，呼气尽。然后，随呼气右臂外旋，翻掌心向后，沿体前慢慢下落，同时左臂外旋，手指向上沿身体上穿至胸前交叉（上穿手在里，下降手在外）；分手，左手上托，右手下按，同时呼气读"呼"字，如此循环进行，左右手各托一次为一遍，共做6遍。最后，两手由胸前交叉后同时下按成预备式。

4."呬"字润肺

预备式后，两手如捧物经腹前抬至胸前膻中穴处，两手翻掌心向前，然后向左右分开，同时呼气读"呬"字。口型：两唇微向后收，上下齿微合稍留缝隙，舌尖抵缝发音。呼气尽，两臂由体侧自然下落，同时开始吸气，接开始动作。共做6遍。

5."吹"字强肾

两臂自然抬起，在胸前环抱，两手虎口撑圆，指尖相对，随呼气读"吹"字。口型：口似闭非闭，嘴角微向后收，舌向前挺，但有缩意，脚趾抓地，屈膝下蹲，两臂如抱球自然下落，呼气尽两手落于两膝旁。然后，随吸气身体慢慢起立，两手摩擦腿两侧上行，经臀部、腰部向胸前伸出，成环抱状。共做6遍。

6. "嘻"字理三焦

预备式后，随吸气两手从腹前上捧至胸前膻中穴，然后随呼气读"嘻"字。口型：两唇微开，稍向里收，舌平伸而有缩意，同时两臂内旋翻掌上托成双手托天势，掌心向上，指尖相对，呼气尽。吸气时，两臂外旋翻掌心向后，顺脸前下落至胸前；转呼气（不读音），两手翻掌下接，经腹前至体侧。如此重复上述动作，共做6遍。

注意事项

（1）本功法一般可每日练习3次，每次练习15~30分钟。练功方向，上午面向东方，下午面向南方。

（2）初练六字诀功法，应首先练好姿势，然后注意呼气时读音。开始读音可发出声音，逐步熟悉发音口型，掌握正确发音，使气顺通。大约练功半月后便可以从出声阶段转入细匀深长、似有非有的气流阶段。

（3）《医学入门》指出"至于六字气，虽能发散外邪，而中虚有汗者，忌"，所以虚证忌用。练功过程中，出现虚汗、心悸、头晕时，应停止练习。

（三）八段锦

八段锦已有八百年之久的历史，最早见于南宋无名氏编写的《八段锦》。整套操练动作按八套图势，依次连贯进行，遍及周身的运动。这八节动作是经过精心选编的，犹如"锦"之优美而名贵，所以叫"八段锦"。八段锦把肢体运动与按摩、纳吐相结合，也把古代导引与中医理论结合起来，具有"一身动则一身强""常动则筋骨辣，气脉舒"。八段锦在历代实践中不断得以修改、创新，从当时的文、武八段锦的基础上，又演变出许多种类。

第一段　两手托天理三焦

预备姿势：立正，两臂自然下垂，眼看前方，舌尖轻抵上腭，用鼻呼吸，周身关节放松，躯体自然正直。然后两脚平行开立，距离与肩宽相等。足心上提，站立片刻。

（1）两臂徐徐自左右侧方上举至头顶，两手手指交叉，翻掌，掌心朝上托起，同时两脚跟提起离地。

（2）两臂轻轻放下复原，然后两脚跟轻轻放下着地。可配合呼吸，上托时深吸气，复原时深呼气。反复练习，一般8~16次。也可根据个人情况自行安排次数。

第二段　左右开弓似射雕

预备姿势：立正。

（1）左脚向左踏出一步，两腿弯成骑马式。身体正直，两臂在胸前交叉，右臂在外，左臂在内，眼看左手。左手握拳，拇指伸直，食指翘起向上，成八字撑叮。左掌缓缓向左推出，直至左臂伸直。同时右手握拳，屈臂用力向右平拉，作拉弓状，肘尖向右侧挺。两眼注视左手食指。

（2）左手五指张开，从左侧收回胸前，同时右手五指也张开，从右侧收回到胸前，两臂十字交叉，左臂在外，右臂在内，头随而右转。

（3）右手握拳，拇指、食指成八字撑开，与"1"相同，只是左右相反，成拉弓状，两眼注视右手食指。

展臂及拉弓时吸气，复原时呼气。两臂前伸和后拉力要稳、匀。一般做8~16次。

第三段　调理脾胃臂单举

预备姿势：立正式，两脚平行站立，距离与肩宽相等。两臂自然松垂身侧。

（1）右手翻掌上举，五指并紧，掌心向上，指尖向左，同时左手下按，掌心向下，指尖向前，然后复原。

（2）左手翻掌上举，五指并紧，掌心向上，指尖向右，同时右手下按，掌心向下，指尖向前，然后复原。

一般上举下按时吸气，复原时呼气，一臂上举，一臂下按同时进行，二臂均须有意识地用力挺直。做8~16次。

第四段　五劳七伤向后瞧

预备姿势：立正，头正直，两臂下垂，两手掌心紧贴腿旁。

（1）挺胸，两肩稍向后引，头慢慢向左移，眼随之向后方瞧。

（2）头肩还原至预备姿势，眼向前平视。

（3）挺胸，两肩稍向后引，头慢慢向右移，眼望右后瞧。

（4）复原。

转头，眼望后方，尽自己最大限度。如此反复多遍，望后时吸气，复原时呼气。

第五段　摇头摆尾去心火

预备姿势：两腿分开，两脚之间的距离约为3脚长，屈膝呈骑马势，两手扶大腿前部，虎口向身，上身正直。

（1）上体向右前方，前俯深屈，头随而下垂，并向左前方作弧形自右向左摇转（摇头）。同时臀部相应右摆（摆尾），右腿及右臂适当伸展，以辅助摇摆。

（2）复原。

（3）上体及头前俯深屈，随即在右前方做弧形摇转，同时，臀部相应左摆。

（4）复原至预备姿势，进行下一次练习。

应在全身放松，自我调节下练习。上体与头转时吸气，复原时呼气。可反复练习。

第六段　两手攀足固肾腰

预备姿势：立正。

（1）上体缓缓向前深屈，两膝保持挺直，同时两臂垂下，两手触摸脚趾或攀住脚踝（如做不到，可改为手尖触两足，头略抬起）。

（2）复原。

（3）两手放到背后，以手背抵住腰骶部，上体缓缓向后仰。

（4）复原，进行下一次练习。

呼吸采用自然呼吸，尽力向深屈和后仰。一般练习 8~16 次。

第七段　攒拳怒目增气力

预备姿势：两脚开立屈膝呈骑马势，两手握拳放在腰旁，拳心向上。

（1）右拳向前方缓缓用力击出，臂随而伸直（臂伸直时，拳心向下），同时左拳用力紧握，左肘向后挺，两眼睁大，向前虎视。

（2）右拳收回腰旁，复原。

（3）左拳向前方缓缓用力击出，同时右拳用力握紧，两眼睁大，向前虎视。

（4）复原。

第八段　背后七颠诸病消

预备姿势：立正，两脚并紧，两掌心贴大腿侧，两膝保持伸直。

（1）挺胸，膝绷直，头用力向上顶，同时两脚跟提起，尽量离地。

（2）两脚跟放下着地，复原。

配合呼吸，脚跟提起时吸气，脚跟放下时呼气。

如此反复多遍。

注意事项

（1）练习时要求肌肉、神经均放松，身体重心放稳。

（2）练功时注意松中有紧，松力要轻松自然，用力时劲要使得均匀，稳定而且含蓄在内。

（3）练功时要求用意引导动作，意到身随，动作不僵不拘。

（4）要心情舒坦，精神安定，意识与动作配合融会一体。

（5）配合呼吸时，要自然、平稳，做到呼吸深、长、匀、静。

（四）巢氏消渴候气功宣导法

此功法源于巢元方的《诸病源候论》，适用于以口渴多饮、小便不利为主要症状的患者。每日可练功2~3次。

1. 静卧悬腰行气

仰卧在平板床上，松衣解带，两上肢自然放于体侧，两腿伸直，全身放松，双目微闭，舌抵上腭，做5次深、细、匀、长的呼吸，鼻吸鼻呼，随呼吸的节律鼓起小腹。

2. 引肾搅海咽津

上式做完后，用舌在唇齿之间，由上而下，由左至右搅动 9 次；再由上而下，由右至左搅动 9 次。然后，将口中产生的津液分数次徐徐咽下，并用意念将其引到下丹田，静卧数分钟后可收功。

收功后，起立到户外，缓缓步行 120~1 000 步。

（刁建华　王艳丽）

第七章

糖尿病的护理

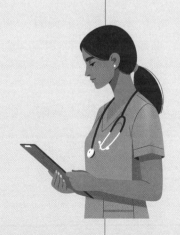

一 糖尿病患者的心理护理

（一）糖尿病的社会因素

糖尿病的发病同其他疾病一样，有生物、社会和心理因素。不良的生活习惯和行为方式，成为糖尿病的参与因素。焦虑、A型性格、胆汁质型心理都易发生精神紧张、情绪激动及心理压力，这些因素都会引起某些升糖激素的大量增加。祖国医学对不良习惯、行为方式以及心理因素在糖尿病发病过程中的作用早有记载。《灵枢·五变》记载："长冲直扬，其心刚，刚则多怒，怒则气上逆，胸中蓄积，血气逆留，髋皮充肌，血脉不行，转而为热，热则消肌肤，故为消瘅。"唐孙思邈所著的《千金方》记载："凡积久饮酒，未有不成消渴者。"因此，了解社会心理因素在糖尿病发病中的作用，就可在治疗的同时，运用心理护理。

（二）糖尿病的心理特征

1. 焦虑不安

糖尿病为终身疾病，往往需要终身治疗，因此，相应的心理压力大，很容易产生消极情绪。特别是糖尿病有很多并发症，如糖尿病肾病、糖尿病心脑血管病、酮症酸中毒等，这就更增加了患者的思想负担。对于家庭负担重的患者，更是难以承受，整日忧心忡忡。

2. 缺乏信心

由于糖尿病病程长，治疗复杂，并且要采取终身的饮食控制，长期的药物治疗对于一个没有思想准备的人来说，难以适应，或者自我控制失败，无法忍受限制饮食的痛苦，疾病反复，患者苦恼烦闷，很容易丧失自信心。

3. 消极悲观

糖尿病是个敏感的疾病，生活中的一些变化，对于一个正常人影响不大，但对糖尿病患者来说，就可能加重病情，甚至带来严重后果。如偶感风寒、感染发热、节日宴会，甚至没有按时就餐、活动过多、少用一次药物等，都会引起糖尿病病情加重。由于不能像常人一样生活，很容易使人情绪沮丧、灰心丧气。

（三）糖尿病心理护理的方法

医护人员对患者要有诚挚深厚的感情，对待患者像对待自己家人一样，设身处地，关怀备至。人患病后，常常产生寂寞、苦闷、忧愁、悲哀等不良的心情，迫切需要家属、亲人，尤其是医护人员给予温暖。所以，每一个医护人员都要满腔热情对待患者，关心和同情患者，要把患者的痛苦视为自己的痛苦，"见彼苦恼，若己有之"。只有这样才能取得患者的信赖，使患者树立战胜疾病的信心。由于家庭、职业、性别、年龄和经济条件的不同，患者的心理状态不大相同。因此，在心理护理的过程中，对不同的患者要采取不同的方法，既要耐心，又要细致。一方面坚持正面引导，以情动人；另一方面又要因人而异，有的放矢。不依据一个模式，把心理护理做到每个人的心坎上，使护理工作得到良好的效果。常用的护理方法有以下几种：

1. 谈心

谈心就是采取闲谈、聊天、拉家常、问病情的方式，接近患者，了解患者心理活动特点和心理状态，消除患者各种消极的思想，帮助患者建立良好的心理状态，为治好疾病做好心理上的准备。

2. 解释

解释就是根据患者存在的思想顾虑，讲述有关的医学科学知识，帮助他们消除顾虑，丢掉思想包袱，增强战胜疾病的信心。

3.说理开导

说理开导就是通过正面说理，让患者认识到"喜怒不节"的情节失调，从而开导和引导患者自觉地戒除恼怒，调和情志。

4.讲解

讲解就是向患者讲解医学知识，讲解患者所患疾病的发生原因，讲解该病的发生、发展和转归，以及如何自我护理的方法。通过讲解，让患者知道如何防治疾病，如何自我调理，配合医护人员共同提高治疗的效果。

5.避免重复情志刺激

医护人员在诊治疾病的过程中，应尽量做到避免患者再次受到心理、社会的精神刺激。

二　糖尿病患者的家庭护理

糖尿病为终身疾病，住院时应教会患者进行自我管理。出院后，可采用家庭护理，请医护人员定期随访指导，在可靠的监护下，进行正常的工作学习。

1. 饮食

糖尿病患者饮食护理极为重要，需要长期控制。医护人员应指导患者制订家庭食谱，介绍食物成分、热量及三大营养素的配合比例。控制碳水化合物的摄入，少食糖果、水果等，减轻 β 细胞负担。使患者及家属了解饮食对疾病的重要性，从而使患者自觉按食谱进食。护理人员在进行家庭护理指导时，要经常调整饮食计划。

2. 测尿糖

教会患者测尿糖，并告诉患者正确采集标本。20 滴班氏试剂加 2 滴尿煮沸后，蓝色不变为（－），绿色为（＋），黄绿色为（＋＋），橘红色为（＋＋＋），砖红色为（＋＋＋＋）。也可使用尿糖试纸。通过测尿糖，掌握自己的病情，加强自我控制。

3. 注射胰岛素

教会患者注射胰岛素并掌握计算单位、注射部位及注射后观察。发生低血糖时应进行糖类饮食。最好在开始时，在护理人员监督下，进行胰岛素注射，在患者完全掌握方法和要领后，再由患者自己注射。因神经血管疾患自己注射不方便，可由家人注射。

4. 降糖药

按时服药。药物的副作用，如药疹、胃肠道症状，事先向患者交代清楚，使患者配合治疗。

5. 预防感染

因糖尿病患者抵抗力差，机体容易感染，公共场所应少去，天气变化时，要注意防范，注意口腔卫生，按时清洁口腔。一旦发生发热及上呼吸道感染，要及时治疗，并向医生说明自己有糖尿病病史。

6. 皮肤清洁

糖尿病患者容易生疖痈等软组织感染，故保持皮肤清洁非常重要。勤洗头、洗澡，勤换内衣，保持床铺清洁平展。一旦发生疖痈等，要及时处理。

7. 介绍可行的运动方法

体力活动时可放宽饮食，增强体力，丰富生活内容，消除大脑皮质紧张状态。运动还可提高机体对胰岛素的敏感性。鼓励患者慢跑、中速行走、爬楼梯、太极拳等活动。运动宜选在餐后，有禁忌证除外。

8. 其他

患者随身携带一张卡，注明诊断、单位地址、家庭地址，一旦发生酮症昏迷，便于治疗抢救和联系家人。

<table>
<tr><td>三</td><td>糖尿病皮肤感染的护理</td></tr>
</table>

三　糖尿病皮肤感染的护理

糖尿病患者皮肤组织内含糖量高，易于细菌繁殖，又由于血糖增高，血液中嗜中性粒细胞移动缓慢，致吞噬能力异常，杀菌能力降低。所以，糖尿病患者易患细菌和真菌感染性皮肤病，病情较一般患者严重。常见者为疖、痈、丹毒等。护理时，应注意以下要点。

1. 早期有效地控制感染

糖尿病患者的微小感染病灶也不可因忽视而拖延治疗。发现感染灶要及时应用有效足量的抗生素并做细菌培养及敏感度试验，并以此结果调整抗生素。

2. 积极预防感染

应指导患者注意个人卫生，勤洗头、洗澡，勤更换内衣内裤，保持清洁柔软，并定期修剪指（趾）甲，以杜绝细菌入侵门户，做好皮肤清洁。

3. 局部病灶的处理

①皮肤感染的创面，每日换药1次，用生理盐水清洗后涂氯霉素药粉，或用1/5 000呋喃西林液湿敷。②根据创面愈合情况，也可采用暴露疗法式烤灯，每

日照射2次，每次15分钟。③化脓感染者经保守治疗无效，局部化脓已形成脓肿时，应及早切开引流，清除坏死组织，较大的痈在做切开引流后，按时更换敷料，待新鲜肉芽形成后，可早期植皮，尽快消灭创面。

4.加强对糖尿病的治疗

感染时对胰岛素的需要量大，化脓感染较病毒、结核感染对胰岛素的需要量更大，所以当患者急性感染时，要提醒医生投用或加大胰岛素用量。

四　糖尿病足的护理

感染和坏疽是糖尿病血管病常见的并发症，组织的缺血缺氧以及高血糖使皮肤的保护能力减弱，机体自身防御机能下降，为致病菌形成了有利条件。血管和神经病变，再加上感染，共同促成了糖尿病患者典型的足部坏疽。开始足部病变为化脓感染、非坏疽性坏死，以后发展成化脓性坏疽性坏死。

（一）临床表现

糖尿病患者下肢皮肤常常干燥、角化、变脆，常有裂隙，温热觉及痛觉障碍或消失，踝反射消失，音叉感觉减弱。检查时可发现足背及胫后动脉搏动减弱或消失，足抬高时苍白，下垂时红紫，足部易发生慢性溃疡。常有间歇性跛行、休息痛及坏疽，易合并感染，形成蜂窝织炎、深部脓肿，甚至发展为骨髓炎，如不及时控制，可发生感染性坏疽或败血症。

（二）护理观察

1. 皮肤的色泽和温度

一般糖尿病下肢常表现粗糙、少汗、脱屑、皮肤发凉，后期皮肤变薄、萎缩，毛发脱落，趾甲增厚。

2. 动脉搏动情况

腘动脉及足背动脉常减弱。

3. 肢体浅部感觉

肢体的触觉、痛觉减弱，足趾麻木。

4. 足部溃疡

晚期常出现足部溃疡，坏疽。

5. 跛行情况

糖尿病足常有间歇性跛行，甚至肢体静息痛。

（三）坏疽的护理

足坏疽的好发部位是脚趾和脚跟，可分为干性坏疽和湿性坏疽。

1. 干性坏疽

用酒精擦浴既能消毒灭菌，保护皮肤，又可增加足部血液供应，扩张皮肤血管。尽量保护创面，防止受压。如坏死组织仅限于皮肤或皮下组织，可用抗生素溶液浸浴，每日 1 次，每次半小时，浸浴清洁后，用油质软膏包扎，剪除坏死组织，形成肉芽创面后，常规换药。如创面直径超过 2 cm，应考虑植皮，促进创面早期愈合。

2. 湿性坏疽

要保持通畅，必要时切开引流，逐渐清除坏死组织，湿敷换药。对较大创面，可用三联法局部换药。具体操作流程为，先进行局部浸泡，以便有效清除坏死组织及脓性分泌物，清洁伤口后，取用 2% 硫酸锌100 mL，加入庆大霉素 16 万单位，山莨菪碱 220 mg，浸湿纱布，覆盖于伤口上。

如创面伤口仍迟迟不愈合，就可以单独用胰岛素局部湿敷。如创面直径大于 2 cm，可用胰岛素 8 单位加 5 mL 生理盐水；创面小于 2 cm，可用胰岛素 4 单位加 3 mL 生理盐水，每天换药 1~2 次。

除局部加强护理外，全身治疗非常重要，应加强控制糖尿病。根据局部创面细菌培养及药物敏感试验，尽早采用有效抗生素；全身支持疗法，改善坏疽的血氧供应，可应用高压氧舱及扩张血管药物。

（四）糖尿病足的预防

（1）穿合适的鞋，避免鞋袜过紧和硬鞋底，以免损伤足部。

（2）正确修剪趾甲，不可过短。发生鸡眼和胼胝时，不要用化学制剂，应到医院皮肤科就诊。

（3）可适当涂植物油，预防皮肤干燥和皲裂。

（4）注意足部保温，避免足部过冷过热，以免足部皮肤冻伤和烧伤。洗脚时，水温不宜超过 40 ℃，时间 10~15 分钟。用柔软的吸水强的毛巾轻揉，彻底擦干。

（5）如果患足有静息痛，可使患者足部在睡眠时稍降低，如足部不疼痛，可抬高患肢，防止水肿形成。

（6）每天查看足趾间有无水泡和损伤。若发生了足部溃疡，必须休息。每天用温水或刺激性很小的无菌溶液清洁溃疡区，然后仔细包扎，用与伤口不粘的敷料上覆棉垫，外面松松地包以绷带，不用胶布固定。

五　糖尿病酮症酸中毒的护理

糖尿病酮症酸中毒是糖尿病患者由于感染、饮食不当、创伤、胰岛素治疗中断等诱因及拮抗胰岛素的激素增多，使胰岛素相对和绝对不足，导致体内糖利用减少，糖异生增加，脂肪分解加速，酮体生成增加，组织利用酮体减少造成血中酮体升高和尿中酮体出现。如代谢紊乱进一步加剧，血中酮体继续升高超过体内调节酸碱平衡的能力时，患者即将发生酮症酸中毒，严重者可出现昏迷。

（一）临床表现

糖尿病患者在酮症早期阶段感疲乏无力、四肢软弱、多饮多尿。当酸中毒出现后，患者食欲不振、恶心呕吐、极度口渴、尿量增多、有时腹痛，当血 pH 值 < 7.2 时常有呼吸深快，呼出气体有烂苹果味。中枢神经受抑制时，出现倦怠、嗜睡、头痛、全身痛、脱水明显、血压下降、意识模糊、昏迷。

（二）护理观察

1. 观察一般情况

严密观察患者的体温、脉搏、呼吸、血压、神志，尤其要注意呼吸的气味、深度、频率的变化。

2. 记录 24 小时出入量

记录每日进水量，包括饮水量、食物中含水量、输液量。每日出量，包括粪便量、尿量、呕吐量等。

3. 观察电解质

定时采集标本，测定钾、钠、氯，掌握电解质紊乱情况。

（三）护理

1. 褥疮的预防和护理

除皮肤清洁外，关键是避免局部长期压迫，要每 2 小时协助患者翻身更换体位，保持床单清洁、平整、无碎屑，易受压部位放枕垫、气圈，有条件者可使用充气床垫、气床垫等。

2. 口腔护理

患者由于抵抗力低，细菌在口腔繁殖迅速，分解糖类，使发酵产酸作用加强，导致口腔内炎症及溃疡等，可用 2%~3% 硼酸溶液漱口，如有霉菌可用制霉菌素抹患处，用 1%~4% 碳酸氢钠溶液含漱，也可用 2% 的过氧化氢（商品名双氧水）漱口。

3. 留置导尿管的护理

皮肤长时间受尿液刺激，易发生褥疮，而且，患者如出现昏迷，为精确计算尿量常需要留置导尿。对这类患者每天应冲洗会阴 2 次，可用 0.02% 高锰酸钾。用 1/5 000 呋喃西林 250 mL，每天冲洗膀胱 2 次，注意保持尿管通畅。

4. 补液

纠正失水，降低血浆渗透压，恢复有效血容量是治疗的关键。因此，早期应快速补充足量液体，恢复有效循环血量和细胞内外液。

5. 纠正酸中毒

本症为酮酸生成过多而积聚，形成酸中毒。酮体一般由胰岛素控制生成，促进酮酸氧化。酮体生成后在血浆中分离成和负离子，正常情况下由体内的中和，自行纠正酸中毒。因此，只有在时，才补充碳酸氢钠，在补充碳酸氢钠时，应同时补钾。

6. 补钾

酮症酸中毒患者的血钾水平不能真实地反映体内缺钾程度，因一部分钾离子从细胞内转移到细胞外，故正常血钾不能说明未失钾。随着治疗的进程，4~6

小时后，血钾常明显下降。

7. 饮食护理

禁食，待昏迷缓解后改糖尿病半流食或糖尿病普食。

（米桂平　苏钦峰　徐岗村）

国内外非药物疗法研究进展

第八章

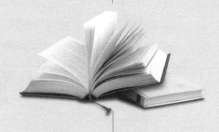

一　干细胞疗法

20 世纪 80 年代后，干细胞研究的快速发展，把干细胞与再生医学提升到一个新的高峰，成为国际生物学和医学领域中备受关注的热点。

2024 年 5 月 7 日，海军军医大学第二附属医院（上海长征医院）联合中国科学院分子细胞科学卓越创新中心程新教授团队，在国际学术期刊《细胞发现》（*Cell Discovery*）在线发表了题为 "Treating a type 2 diabetic patient with impaired pancreatic islet function by personalized endoderm stem cell-derived islet tissue" 的研究成果。这是国际上首次利用干细胞来源的自体再生胰岛移植，成功治愈胰岛功能严重受损糖尿病的病例报道。该项技术的首例受益者为 59 岁男性，有 25 年 2 型糖尿病病史，并发展为终末期糖尿病肾病（尿毒症），该患者在上海长征医院接受了自体再生胰岛移植治疗，术后第 11 周即开始完全脱离外源胰岛素，其口服降糖药（阿卡波糖、二甲双胍）术后逐步减量，并在第 48 周和第 56 周实现彻底撤药，目前该患者已彻底脱离胰岛素长达 33 个月。

2022 年 2 月 4 日，中国医学科学院 / 北京协和医学院彭小忠研究组和天津市第一中心医院沈中阳研究组合作，在国际顶尖医学期刊 *Nature Medicine* 发表了题为"Human pluripotent stem cell-derived islets ameliorate diabetes in nonhuman primates"的研究论文。该研究解决了高效诱导人多能干细胞（IPS）分化成为功能成熟的胰岛细胞的难题，有望在将来成为治愈1型糖尿病更为理想的治疗方案。中华医学会糖尿病学会也发表了关于干细胞治疗糖尿病的立场声明，干细胞治疗糖尿病尚处于临床应用前的研究阶段。

二　胰岛素泵的发展

胰岛素泵作为一种由人工智能控制的胰岛素输注装置，能够达成相对精准的胰岛素输注，最大程度地模拟人体胰岛素的生理性分泌模式，从而更有效地助力糖尿病患者进行血糖管理。而胰岛素泵的规范操作，以及其在院内外的管理和维护工作，对胰岛素泵的治疗效果和患者的安全保障均有着极为关键的意义。随着机械电子科技的发展、信息化的进步和人工智能的应用，胰岛素泵已从原来单纯输注基础和餐时胰岛素的模式，发展到将 CS Ⅱ、持续葡萄糖监测

（continuous glucose monitoring，CGM）和糖尿病信息管理功能融合一体的智能化血糖管理闭环模式。通过对胰岛素泵硬件的改良，国内外相继上市了无输注管路的贴敷式胰岛素泵，新型胰岛素泵的问世和新功能的融合，为临床管理糖尿病提供了更多、更优的选择。胰岛素泵的治疗效果和患者安全都极为重要，2009 年，专家组联合发布了第一部《中国胰岛素泵治疗指南》，并多次更新。

2005 年，首款贴敷式胰岛素泵在国外问世。

2017 年，首款混合闭环胰岛素输注系统在国外上市。

2017 年，首款国产贴敷式胰岛素泵在中国上市。

2020 年，高级混合闭环胰岛素输注系统在国外上市。

三 DiRECT 5 年糖尿病持续减重的缓解临床研究

"DiRECT 5-year follow-up of the randomised diabetes remission clinical trial（DiRECT）of continued support for weight loss maintenance in the UK：an extension study." 该研究结果强调了体重管理在 2 型糖尿病治疗过程中

的意义。对于2型糖尿病患者来说，达到缓解是一项重要的新管理目标，许多2型糖尿病患者可以实现这一目标，但长期缓解的情况并不常见。对于2型糖尿病而言，其复发大概率会在后续的2~3年内随着体重的回升而发生，不过也有许多患者在第5年复发，且体重仅有适度增加。体重恢复会致使先前患2型糖尿病的患者肝脏和胰腺脂肪再次堆积，这也表明他们的代谢综合征存在这样的特征：随着年龄增长以及体重上升，易于积累异位脂肪。

对于一些早期诊断的2型糖尿病患者，通过积极的生活方式改变，如健康的饮食、适量的运动和控制体重，血糖水平可能得到改善。在这种情况下，医生可能会考虑逐渐减少药物剂量或甚至暂停药物治疗，同时密切监测血糖水平。

但摆脱药物并不意味着糖尿病已经治愈。糖尿病是一种慢性疾病，即使血糖水平得到控制，患者仍然需要保持健康的生活方式来预防血糖再次升高。

四　生酮饮食与糖尿病的研究

《生酮饮食和线上指导对糖尿病患者干预的有效

性》在 *Diabetes Obesity & Metabolism* 期刊上于 2021 年 8 月发表。该研究讨论了生酮饮食和虚拟干预在糖尿病护理中的有效性。研究包括了 590 名超重 / 肥胖合并糖尿病的患者，给予生酮饮食，并提供线上指导，持续干预 5 个月。生酮饮食 + 线上指导可显著降低 HbA1c、减少糖尿病药物使用、BMI 降低 −1.07 kg/m²、舒张压水平降低 −1.43 mmHg、门诊就诊次数降低、处方药费用降低。但是急诊科就诊人数和住院人数没有显著变化。这项对于生酮饮食 + 线上指导的真实世界的评估表明，这种干预对糖尿病护理可以提供短期的益处。

美国糖尿病研究机构 Virta 与美国印第安纳大学 Health（IUH）合作，使用生酮干预饮食行为指导方法开展研究。Virta 宣称其治疗计划可以实现 2 型糖尿病的逆转。该疗法具有跟踪、指导和远程监控等功能，并且与基于营养的生酮饮食方案相互结合。尽管生酮饮食因对碳水化合物的限制可能引起争议，但据其开展的研究证明，Vitra 能够帮助 84% 患者的 HbA1c（糖化血红蛋白）低于 6.5%，或在 90 天后将其 HbA1c 降低 1% 或更多。Virta 会结合患者的个体特征，进行远程监测与一对一辅导，完成对患者营养问题的个性化干预。当患者注册成为 Virta Health 的会员后，公司会寄给患者一套经过 FDA 认证的医疗设备，用于每日血糖、血压和体重等身体指标的监测。在监测完成后，医生根据当天的各项数据，通过人工智能的计算给患者制订个性化的饮食方案。如果有需要，患者还可以通过 Virta Health 平台完成一对一的医生咨询。

五　音乐疗法

《黄帝内经》把五音归属于五行，并与五志（即五种基本情绪）相联系。五音通过调节情志变化，从而影响与之相应的五脏的功能活动。具体地说，五音即角、徵、宫、商、羽，对应五行即木、火、土、金、水，影响相应的人体内的五脏，即肝、心、脾、肺、肾的功能活动，同时也与人的五志，即怒、喜、思、忧、恐相连。宫音悠扬谐和，助脾健运，旺盛食欲；商音铿锵肃劲，善制躁怒，使人安宁；角音调畅平和，善消郁，助人入眠；徵音抑扬咏越，通调血脉，抖擞精神；羽音柔和透彻，发人遐思，启迪心灵。

在古希腊神话中，阿波罗神掌管着音乐和医疗，这反映出在古代人类的心目中，似乎是把音乐和医疗看作是一回事的。而在中国，有着五音通五行的理念，有意思的是，这一理念与古希腊神话所体现出的将音乐和医疗相关联的观念有着异曲同工之妙。

音乐治疗作为一门独立的学科，最早是在美国建立起来的。直至如今，美国依旧是世界上音乐治疗最发达的国家，在世界音乐治疗的发展进程中占据着主导地位。美国音乐治疗协会（American Music Therapy Association（AMTA），还是世界上最具权威性的音乐治疗学术机构。

《中华物理医学与康复杂志》2007年1月第29卷第1期发表了《音乐干预对糖尿病患者疗效的影响》的文章。该研究将120例DM患者随机分为治疗组与对照组，对照组采用常规DM治疗，而治疗组患者在此基础上加用音乐干预。研究得出结论：音乐干预能进一步提高DM患者的临床疗效，将音乐干预应用于DM治疗是一种新的尝试。

六　中医香疗与西医芳香疗法

中医香疗和西医芳香疗法是两类芳香疗法，两者在理论渊源、使用过程等方面均具有相关性，广泛应用于医疗保健领域。

中医香疗是以中医药理论为基础，借助芳香物质所特有的生理和心理方面的治疗功效，将芳香药物制成适宜剂型，通过按摩、外涂、艾灸、熏香、内服等方式作用于局部或全身，以预防、治疗或康复疾病的一种传统非药物自然疗法。中医香疗的发展历史悠久，千年的发展史也是香疗逐步融入百姓生活的历史。

西医芳香疗法指芳香治疗师利用从植物材料（香草、花和其他芳香植物）中萃取的精油作为基础物质，以按摩、熏香、沐浴等方式，在舒适的氛围内帮助人体恢复健康的自然疗法。

《护理实践与研究》2022年1月第19卷第1期发表了《芳香疗法在2型糖尿病睡眠障碍患者中的效果观察》的文章。该研究结果显示，芳香疗法对于2型糖尿病患者睡眠障碍的疗效较佳，可以缓解睡眠障碍，延缓疾病进展。

七　负离子疗法

有人把负氧离子称为"空气维生素"，并认为它像食物的维生素一样，对人体及其他生物的生命活动有着十分重要的影响，有的甚至认为空气负离子与长寿有关，称它为"长寿素"。负氧离子含量高的地方，一般也是长寿老人比较多的地方。

空气中负离子的含量，受地理条件的影响。公园、郊区田野、海滨、湖泊、瀑布附近和森林中含量较多。因此，当人们进入上述场地的时候，头脑清醒，呼吸舒畅爽快。进入嘈杂拥挤的人群，或空调房内，会使人感觉闷热、呼吸不畅等。

《临床医药文献电子杂志》于 2020 年第 7 卷第 45 期发表了《空气负离子治疗糖尿病的临床研究》文章，其作用机制是空气负离子能直接清除活性氧自由基，抑制脂质的氧化，改善超氧化物歧化酶（SOD）活性，调节植物神经系统，优化体内酸性环境，增强 Na^+/H^+ 通道活性，有利于葡萄糖进入细胞，改善细胞内糖代谢，因而对糖尿病的治疗大有裨益。

八　肠道菌群疗法

上海交通大学附属第六人民医院与德国莱布尼茨汉斯诺尔研究所（Leibniz-HKI）合作发表了题为

"Recent advances in diabetes and microbiota"的专家述评,对糖尿病中肠道菌群参与的调节机制以及基于菌群的治疗和干预策略的最新进展进行了总结和展望。

该文概述了肠道菌群在糖尿病的发生、发展、预测以及治疗改善等各个环节中所起的作用。如今,代谢组学在研究生物标志物和精准医疗方面得以深入应用,受到了广泛关注。而那些主要源于碳水化合物和蛋白质发酵产生的代谢物,经证明参与了葡萄糖代谢。短链脂肪酸、氨基酸、胆汁酸等代谢物,以及新发现的肠道菌群分泌蛋白等将有望作为潜在的生物标志物,为糖尿病的预测和治疗开辟新思路。益生菌、益生元和粪便微生物群移植等基于微生物群的干预措施有助于调节血糖。一些常见的糖尿病治疗手段,如膳食纤维补充、运动等生活方式干预措施,能够改善肠道菌群,从而延缓糖尿病的发病进程。口服降糖药和减肥手术对代谢障碍的改善作用,可能是经由肠道菌群来实现的。

该文基于研究现状对糖尿病与肠道菌群研究的未来发展提出了展望:其一,应重视糖尿病发展进程中肠道菌群的动态变化情况;其二,要规划更多的干预性研究,把关联分析转变为因果联系;其三,迫切需要更前沿的临床前动物模型和微生物学技术;其四,要开展更多有关肠道微生物代谢物应用于疾病治疗方面的研究；其五，需对基于肠道微生物组构建的糖尿病预测模型展开更深入的探究。

九　2型糖尿病恢复逆转研究

2021年，《缓解2型糖尿病中国专家共识》与《短期胰岛素强化治疗逆转2型糖尿病专家共识》相继发布。2022年，美国生活方式医学会提出《以缓解为目标的成人2型糖尿病饮食干预策略》，瑞典肥胖代谢手术可通过减重达到逆转效果。DiRECT研究聚焦生活方式干预减重实现糖尿病缓解，并从四个维度评估2型糖尿病缓解机会见表8-1。

表8-1　评估2型糖尿病患者缓解机会的四个维度

维度	评估内容
A（Antibody，抗体）	谷氨酸脱羧抗体及其他1型糖尿病相关抗体阴性，表示患者不存在破坏自身胰岛 β 细胞的自身免疫反应
B（BMI）	BMI>25 kg/m^2（或腰围男性 >90 cm、女性 >85 cm）

表 8-1 （续表）

维度		评估内容
C	C1（C 肽）	空腹 C 肽 ≥ 1.1 μg/L、餐后 2 小时 C 肽 ≥ 2.5 μg/L 时，表示尚有一定的胰岛 β 细胞功能有逆转的基础
	C2（Complication review，并发症评估）	如有心血管疾病和严重视网膜病变，要进行心肺功能评估，避免高强度运动，以免发生意外事件，如有慢性肾病，不宜选用生酮饮食和高蛋白饮食作为缓解方案
D（Duration，病程）		病程≤ 5 年的 2 型糖尿病患者在干预后发生缓解的机会较高

1. 缓解 2 型糖尿病的方法

（1）强化生活方式。如 U-TURN 研究中的运动。

（2）减重药物。包括 GLP-1、SGLT2、二甲双胍 + 吡格列酮 + 瑞格列奈。

（3）胰岛素强化。

（4）代谢手术。

（5）干细胞糖尿病治疗。

2. 缓解 2 型糖尿病的"5R"原则

（1）责任（responsible）：家庭医生主诊医师团队。

（2）评估（review）：了解病情评估是否具备条

件，制订预案。

（3）现实（reality）：对于无法落实缓解方案的，要按照指南规定的常规治疗方案。

（4）缓解（remission）：通过全流程评估，健康教育和自我能力的培训，专业团队饮食，营养，运动，药物治疗或手术治疗等措施实现缓解。

（5）随访（revist）：接受缓解治疗的2型糖尿病患者，要定期随访，主要目的在于精准监测接受缓解治疗后的复发风险，全面评估缓解治疗效果、BMI改善与维持状况，以及细致考量患者对健康生活方式的依从性和保持缓解治疗效果的程度，从而为患者的长期健康管理提供有力保障与科学依据。

十 老年人跌倒风险评估与管理

老年2型糖尿病患者存在多项身体功能减退的状况，其跌倒风险相比健康老年人有所增加。2型糖尿病可诱发骨骼肌萎缩、骨质疏松、肌腱强度下降、中枢及周围神经病变、前庭功能障碍、视神经及视网膜病变，影响患者平衡、协调、本体感觉，导致步态失稳，跌倒风险升高。跌倒是65岁以上老人因伤害死亡的首位原因。康复训练可激活肌卫星细胞，预防骨骼肌萎缩，应力刺激促进骨密度增加，预防骨质疏松。运动改善中枢和周围神经修复有利于增强老年2型糖尿病患者的本体感觉和前庭功能，使患者步态稳定，跌倒风险降低。通过早筛查、早干预，可减少老人跌倒的风险。

十一　糖尿病的手术疗法

2009年，美国糖尿病协会（ADA）在2型糖尿病治疗指南中正式将减肥手术（即代谢手术）列为治疗肥胖伴2型糖尿病的措施之一。2011年，国际糖尿病联盟（IDF）发表立场声明，正式认可代谢手术可作为治疗伴有肥胖的2型糖尿病的方法。同样在2011年，中华医学会糖尿病学分会（CDS）和中华医学会外科学分会达成共识，承认代谢手术是治疗伴有肥胖的2型糖尿病的手段之一，并鼓励内外科携手合作，共同对接受代谢手术的2型糖尿病患者进行管理。

十二 糖尿病非药物疗法互联网远程管理研究

　　糖尿病非药物疗法中的互联网远程居家管理正逐渐兴起。糖尿作为严重威胁患者健康的慢性疾病，在现有管理模式下控制达标率不尽如人意，因而迫切需要远程管理来提升其管理水平。同时，糖尿病治疗方案的调整相对难易适中，适合开展远程诊疗。基于这两点，糖尿病堪称最适宜远程管理的慢病。随着互联网技术的快速发展和医疗改革的不断深入，糖尿病患者的管理模式逐步改变。移动 APP 的开发和可穿戴设备的不断涌现，使医疗机构或专科团队能够对糖尿病患者实施远程管理，线上诊疗也成为了可能。

　　例如在京东 APP 的医药健康（看病买药）中，通过科室＋医生（如内分泌科的刁建华），可选择图文问诊、电话问诊或私人医生服务，如此便能实现糖尿病非药物疗法的互联网远程居家咨询管理，并且还能浏览医生分享的科普知识。

　　此外，借助糖尿病非药物疗法互联网远程居家管理小程序，人们能够学习糖尿病非药物疗法相关的知识，从而进一步提升对糖尿病非药物治疗手段的认知与运用能力，为糖尿病患者的自我健康管理提供有力的知识支持和保障。

（王艳丽）